青春文庫

「ついつい先送りしてしまう」がなくなる本

吉田たかよし

青春出版社

「先送りのクセ」は心の弱さではなかった！

人を待たせてしまったり、期限が守れなかったり、何でも後回しにしたり……。「どうして自分はこんなにだらしないんだろう」と反省するものの、なかなか変われない……。

かつての私もそうでしたが、「ついつい先送りしてしまう」のは単なる心の弱さだと思って悩んでいる方がほとんどだと思います。そして、「よし！　次からは絶対に先送りしないようにしよう」と心に誓うのに、また繰り返してしまう……。私は心が弱いダメな人間だと落ち込む人も少なくありません。

でも、私は断言します。あなたが先送りしてしまうのは、心が弱いからではありません。あなたの脳に、先送りしてしまうクセが染み付いているのが根本的な原因です。

先送りをしてしまう脳のクセは、いくつかのタイプに分けられます。まずは、あなたがどのタイプに該当するか、次のチャート図で診断しましょう。

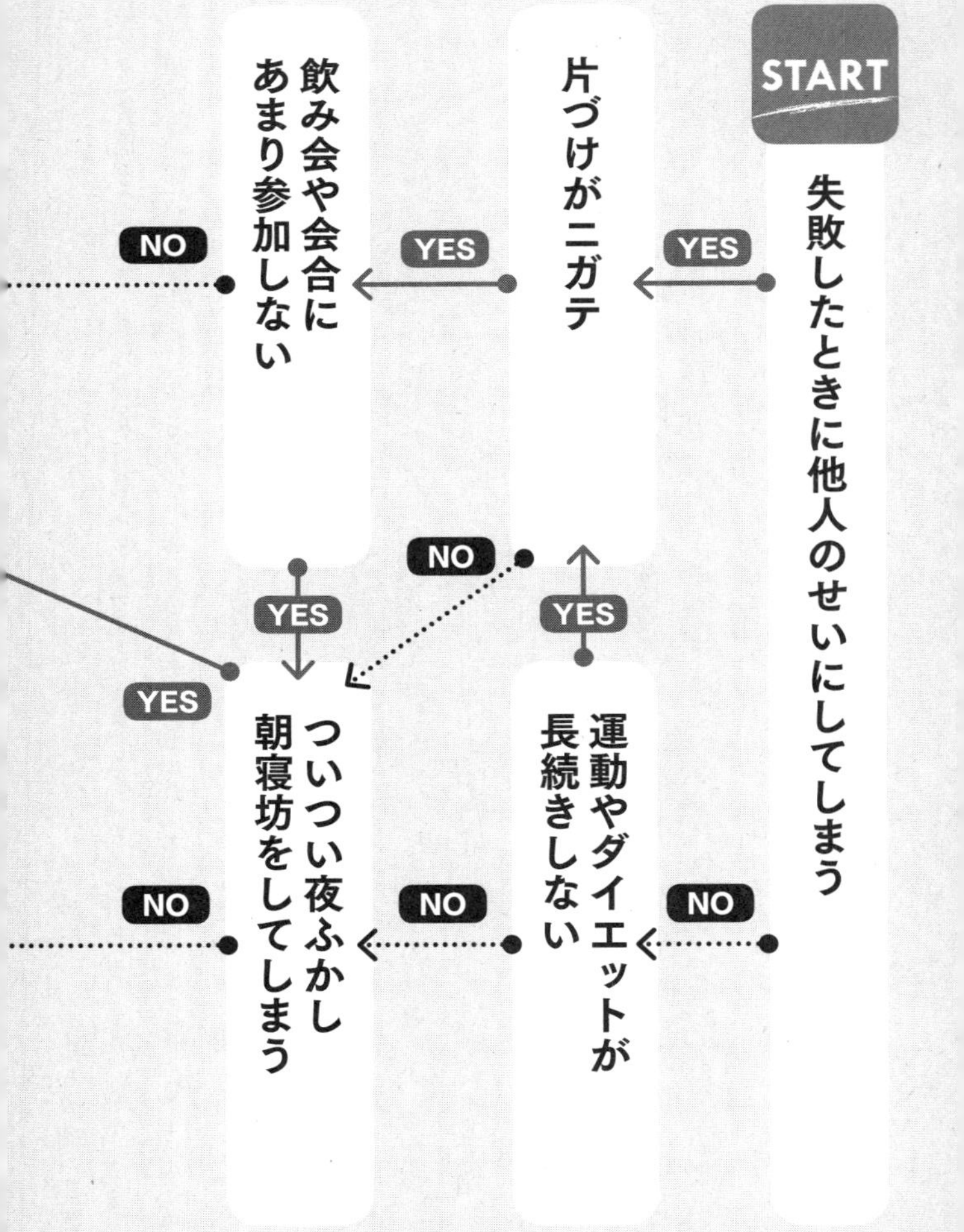
START
失敗したときに他人のせいにしてしまう
YES
NO
片づけがニガテ
YES
NO
運動やダイエットが長続きしない
YES
NO
飲み会や会合にあまり参加しない
NO
YES
ついつい夜ふかし朝寝坊をしてしまう
YES
NO

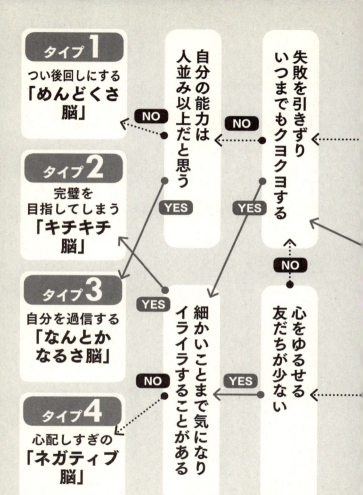

失敗を引きずり
いつまでもクヨクヨする

YES / NO

心をゆるせる
友だちが少ない

YES / NO

自分の能力は
人並み以上だと思う

YES / NO

細かいことまで気になり
イライラすることがある

YES / NO

タイプ1
つい後回しにする
「めんどくさ脳」

タイプ2
完璧を
目指してしまう
「キチキチ脳」

タイプ3
自分を過信する
「なんとかなるさ脳」

タイプ4
心配しすぎの
「ネガティブ脳」

いかがでしょうか。あなたの先送りはどのタイプでしたか？

各タイプの解説は次の1章で紹介しますが、こうして脳のタイプに合わせて正しい対処法を身につけるだけで、長年あなたを悩ませていた先送りグセがあっという間に解決できる場合も少なくありません。

私が院長を務める本郷赤門前クリニックでは、心身ともに過酷な環境で努力を続けなければならないビジネスパーソンや受験生に対し、脳機能をサポートするカウンセリングを行っています。うつ症状や不眠を解消したくて来院してくださるケースが多いのですが、ほとんどの方が仕事や勉強を先送りしてしまうという悩みを抱えています。

そこで、そんな「先送り脳」を治療するための専門プラグラムを開発し、大きな成果をあげてきました。本書は、こうした臨床や最新の医学と脳科学研究を元に、そのエッセンスをお伝えするものです。

本書を手に取った瞬間から、先送りしなくなる新しい人生が始まろうとしています。さあ、ちょっとだけ勇気を出して、第一歩を踏み出しましょう。

CONTENTS [目次]

2章 「先送りしない脳」に根本から変わるトレーニング
――脳を強化する3つのメソッド

メソッド2 コラム法 84

3章 あなたの悩みに効く脳の使い方
――【症状別】10の処方箋

カバーイラスト　AlexKaplun／Shutterstock.com
本文デザイン・DTP　リクリデザインワークス

1章

なぜ、あなたは先送りしてしまうのか？

——［タイプ別］脳のしくみと対処法

先送りしてしまう人の脳のタイプ

では、あなたはなぜ先送りしてしまうのか、プロローグで診断してもらった脳のタイプ別に原因を見ていきましょう。

まずは、あなたがどれに該当するかを自覚したうえで、「どういうしくみで自分は先送りしてしまうのか」に気づくだけで、先送りグセは半分なおったも同然なのです。

これから先送りしてしまう4つの脳のタイプを紹介しますが、血液型のようにご自分の脳のタイプが4つのうちのどれか1つに限定されるというわけではありません。

先送りしてしまう状況によって、同じ人であっても脳機能のクセが複数のタイプにまたがる場合が多いのです。

何を先送りするかによってタイプは変わりますし、自分が置かれている対人関係でも変わってきます。

たとえば、タイプ1の先送りをして、その1週間後にタイプ3の先送りすることは十分ありえます。

ですから、1つのタイプに決めつけず、ご自分の経験に照らし合わせながら、ご自分の脳のクセに気づきを得ていただきたいのです。

タイプ1

つい後回しにする「めんどくさ脳」

↓ お試し5分法　スタンディング法

原因

ＩＴ社会に育ち、受動的に脳がワクワクドキドキできてしまったから

「会議に提出する資料を用意するつもりだったのに、めんどくさくて、ついついテレビでサッカーの試合を見てしまった……」

「資格試験の勉強をするつもりだったのに、ついつい友人と飲んで帰ってしまった……」

「仕事のトラブルの解決を図らないといけないのに、ついつい目の前の仕事（日常業務）に追われてズルズルと遅れてしまった……」

気がのらないことをつい後回しにしてしまうのは、一番多くの方が陥っている

問題です。「めんどくさい」は今の若い世代の口グセですよね。それは「めんどくさ脳」が蔓延する社会的背景があるからです。

このタイプの人たちは、幼年期からゲームや携帯電話、PCに触れて情報が受動的に大量に入ってくる環境で成長した結果、脳が自発的に努力しなくても興奮するという経験を繰り返しながら脳が発育してきました。

私のクリニックには「一日5時間ユーチューブを見ています」という受験生も多いのですが、ユーチューブは1つ動画を見たら自動的に次の動画が出てきて、自分が選択さえせずにユーチューブに代行してもらえます。自分の意志で能動的に脳を使わなくても、ワクワクドキドキという脳の興奮や快感が受動的に得られてしまうのです。

脳には、手に入れられないものを努力して手に入れたり、壁にぶつかっても「よし、がんばろう」と自分の意思で乗り越えた結果、A10神経が刺激を受けてドーパミンというホルモンが分泌されるという哺乳類に共通するしくみがあります。

そのときドーパミンは「やった！」という快感を脳に与えるので、哺乳類はこの快感を得ようと、その行動をとり続けようとするわけです。

ところが現代のＩＴ社会では、本来、自分が努力してＡ10神経を働かさずとも、それで得られる以上の快感が受動的に得られてしまいます。

たとえばゲームは、本来、非常に苦労した結果、体験できるようなドラマが指先だけでできてしまうのです。

こうして自分の意思で能動的に物事に取り組むことに不慣れな脳のクセが身に染み付いてしまい、すぐ「めんどくさい」と感じて先送りするわけです。

「めんどくさい」というと、単なる怠け心だと他人からは叱られがちですが、脳の本質はそうではなく、今まで育ってきた環境のなかで能動的に物事に取り組むということが苦手になっているのが根本的な原因です。

ＩＴ社会に作られてしまった被害者の面もあるのだ、ということを自覚してなおしていく必要があるでしょう。

解決策1　お試し5分法

A10神経は、次のページの図のように、細胞の本体が脳の奥深い部分にある中脳腹側被蓋野と呼ばれる部分に存在しています。そこから神経が伸びていて、記憶を生み出す海馬や思考力を生み出す前頭前野、意欲を生み出す側坐核など、大脳のありとあらゆるところに枝を伸ばしています。

先ほど触れたように、A10神経が働いて、快感物質であるドーパミンが側坐核に供給されると、側坐核が興奮して、「よし、がんばるぞ！」と明日まで先送りしたくない、その場でやりたい！　という気持ちが自然に起きてきます。

この本来あるべき脳のシステムが起きにくくなっているのが「めんどくさ脳」で、その対策として、側坐核を興奮させることができるのが「お試し5分法」なのです。

これは、先送りしたくなったとき、試しに5分間に限定して取り組むという方法です。

あなたにはこんな経験がありませんか。やる気が出なくてずっと先延ばしにしてきた仕事なのに、いざ始めてみると、だんだん興味がわいてきて、気がついたら2時間くらい没頭していた……。これは、脳の中で「作業興奮」と呼ばれる特別な脳のしくみが効果を発揮してくれたからなのです。

5分間作業していると、脳内のやる気の中枢である側坐核が興奮状態になり、その結果、やる気が後から高まってきます。これが作業興奮と呼ばれる現象です。**めんどくさいな、やりたくないなと思っていたことでも、とりあえず5分間に限定してやってみると、作業興奮によって側坐核が刺激を受け、めんどくさいという感覚が消えていく……。むしろ、もっとやりたくなってくる場合も多いのです。**

もちろん、5分やっても、やる気が出ないときはあります。この場合は、作業興奮の力をもってしても、やる気は出せなかったわけです。そんなときは、きっぱりと作業を打ち切ってください。

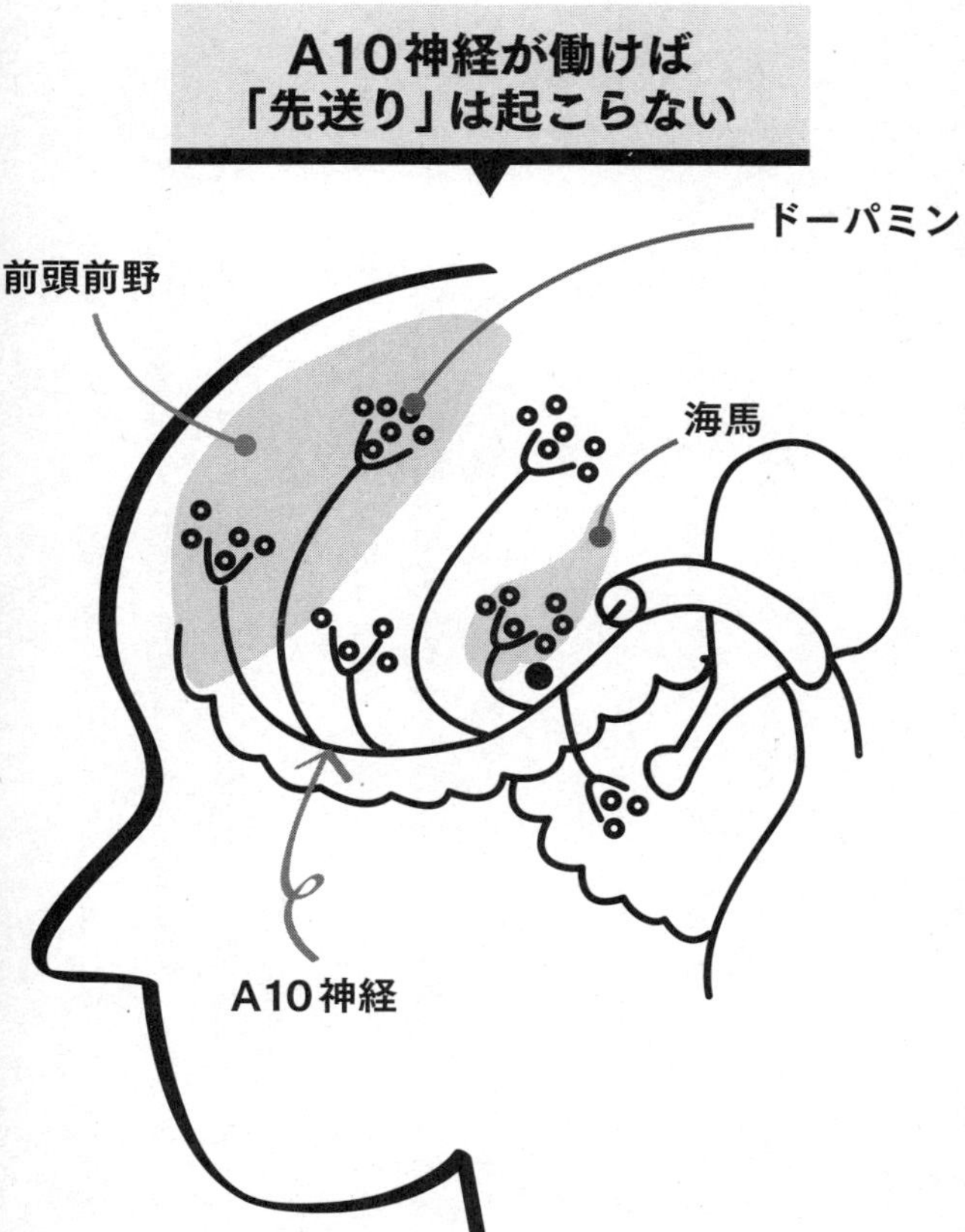
A10神経が働けば
「先送り」は起こらない
ドーパミン
前頭前野
海馬
A10神経

5分間やっても、めんどくさかったり、やっぱりイヤだと感じたら、即座にやめることが、長い目で見ると、むしろ先送りグセをなおすのに有効です。そこを無理して続けるクセをつけてしまうと、「お試し5分法」自体をやらなくなってしまうからです。

たとえば「来週火曜までにやってくれ」と上司に命じられた仕事があるとしましょう。まずはその場で5分間やってみる。それで意欲が増せばそのまま続け、「まだ先のことだし、やる気にならないな」と思えばきっぱりとやめます。

ただし、やる気が出ないからといって失望することはありません。脳がその作業に対してどれだけ負担を感じるかは、その人の脳の状態によって変化します。脳は無意識のうちに、今その作業をやるメリット、デメリットを判断し、側坐核の興奮を決めています。ですから、やる気が出ないのは全面的に悪いことではないのです。

そもそも、脳はいつもやる気が出るようには設計されていません。もしもA10神経を使って側坐核を興奮させるというシステムをやめて、24時間側坐核を興奮させ、やる気が出っぱなしの状態だったらどうなるでしょうか。やがて脳は疲弊して破綻し、精神面の病気になってしまいます。

ですから、「お試し5分法」をやっても、なお意欲が出ないということは、脳が今それをやるのに適していない状態にあると考えられます。他の作業をするなり、しばらく休んだりしたほうが脳にとっては望ましいのです。そして、2時間くらいたったら、また5分間限定で作業にチャレンジしましょう。これを繰り返せば、やがてあなたの脳がその作業を受け入れてくれる瞬間が必ずやってきます。

時間はスマホで計測する習慣をつけるといいでしょう。スマホのタイマーで5分計って、やる気が出なかったら、2時間後にアラームが鳴る設定にする。これを繰り返せば、しだいに脳のコンディションが整って、やる気の出るタイミングが訪れます。

1回目の5分間で何もアイデアが浮かばない場合でも、次の2時間後にはアイデアがひらめくことがあります。それは、他の作業をしているときも脳は無意識のうちにバックグラウンドでその情報処理をやっていて、準備をしてくれているからです。

とくに提案、企画といったアイデアは、いくら時間をかけて、ああでもない、こうでもないと考えあぐねても、出てこないときは出てこないものです。

ところが、2時間後に5分、4時間後に5分、6時間後に5分……を積み重ね、さらに夜寝ている間も、脳は自分の側頭葉に入っている関連情報を集めて整理してくれているのです。

解決策2 スタンディング法

「スタンディング法」とは、つい後回しにしがちなことでも、立ち上がるだけでやる気がわいてくるという脳の法則を利用した方法です。

脳は、本来座っているときは休む、立っているときは活発に働くようにできています。さらに、脳全体が活動してないと、めんどくさいという気持ちがわいてきます。

どなたでも経験あると思いますが、朝、横になっているときは、起きるのがめんどくさいと感じます。これは当たり前で、物事に対してめんどくさくなって脳が活動しない状態にならないと質の良い睡眠がとれないからです（逆に言うと、不眠症の方は、横になっても脳が物事をめんどくさく、どうでもいいとは思えなくなってしまいます）。

そこで、まず**めんどくさいと思ったら、立ち上がること。それだけで姿勢保持のために脳のメインスイッチである脳幹網様体が興奮し、脳全体の活動が活発になります。**実は、姿勢と意欲は連動しています。座り込んだり、ごろんと寝転がったりすると、めんどくさ脳が強化されますのでご注意ください。

立ち上がるだけでなく歩き出すと、脳幹網様体はさらに強力な刺激を受け、やる気はもっとわいてきます。

めんどくさいと思ったら、まず立ち上がり、さらにめんどくさかったら机の周りをウロウロ歩く……。歩きながらできることはたくさんあります。企画書や提案書でも、どちらの方向から攻めようか、どんなキーワードがあるかなど、座って考えるより、歩きながら考えたほうがはるかに効率がいいでしょう。

いいアイデアが思いついたら座り、書き終わって次の1行が浮かばなければ、また立ちあがる。それを繰り返せばいいわけです。**脳内ホルモン、正確に言うと脳内情報伝達物質は、座っているより立っているほうが、はるかに分泌されやすくなるのです。**

「めんどくさ脳」の人は、とりあえず立ち上がる習慣を身につけてください。

よく「第一歩を踏み出す」と言いますが、この表現はみんなが脳の機能を無意識のうちに感じ取って、そのまま言葉にしているため生まれたものだと私は考えています。

私はやる気がなくなった患者さんに「足を一歩踏み出すだけで世界が変わるよ」と力説しています。実際、「確かに立ち上がって足を一歩踏み出しただけで、本当に世界が変わったような感覚になりました」と感想を話してくださる患者さんが大勢います。それは脳幹網様体が脳を変えたからです。みなさんも、ぜひ、試してみてください。

タイプ2　完璧を目指してしまう「キチキチ脳」

デッサン法　暴露反応妨害法

原因

過剰ストレス社会に育ち、対人関係に過敏になってしまったから

「書類（企画書・顧客への提案書）をしっかりしたものにしようとしたら、締め切りに間に合わなくなった……」

「もらったメールに丁寧に返信をしようとしたら、返信が遅くなった……」

このように、完璧にしようと思ったことが仇になり、期限に間に合わなくなってしまうというのも、仕事や日常生活の現場ではよく見られる現象です。

こうしたケースでは、仕事そのものが完璧主義というより、とくに対人関係が関わってくると完璧を目指したい傾向が高まります。

通常、幼少期に、子ども同士でケンカしたり仲良くなったりを繰り返すことで、脳は対人関係を柔軟に処理できるようになっていきます。

ところが、今の若い世代はゲーム、スマホの普及によって、対面で遊んだ経験が少なくなりました。また高層マンションなど人工的な空間で純粋培養のように育ち、感覚がデリケートで過敏に反応してしまう脳に生育する人が増えてきたのです。

こうした変化を受け、今、他人から傷つきやすい人が社会にあふれています。相手に悪気がなくても傷ついてしまう半面、自分も悪気なく相手を傷つけてしまう……。その根本的な原因は、対人関係が未熟かつ過敏になっていることです。

だからこそ、たとえば企画書を出す場合も、細かいところまでとことん突き詰めないと気が済まない……。頭ではよくないことだと分かっていても、現実の行動としては何事も過剰にキチキチやってしまう……。大雑把なものでもいいから期限内に出したほうがいいことは理屈としては理解していても、ズルズルと先延ばしにしてしまう……。そして、結局は上司に「締め切りを守らないとダメだろ！」

と怒られてへこむ……。それがまた恐怖感情となって、ますます大雑把に自分の行動をデザインできない……。そんなネガティブなサイクルを何度も繰り返すことになってしまうのです。

解決策1　デッサン法

たとえばレポートを提出するにあたって、まず膨大な論文を集めてきて、その論文を読んでいるうちに提出期限が来てしまう……。非の打ち所がないレポートを出そうという崇高な意欲があるのに1行も書けていない……。

このように、物事を大まかにつかむことが苦手で細かいことを徹底的に追究した結果、先送りしてしまうタイプの方に即効性があるのが「デッサン法」という方法です。しかも、やり方はすごくシンプルで、誰でもスグにできちゃいます。

絵のデッサンと同じように、まずラフを描きます。全体の枠組を描き、細かい描写はあとからゆっくり行うというやり方です。実際、絵を描くときは、みなさん、そうしているはずです。同じことをレポートや企画書でも行えばいいのです。たとえば企画書を書く場合、1行目の書き出しから完成度の高いものにしようと思いがちですが、この考え方が先送りを招く悪の元凶です。その調子でレポートが最後までいくわけもなく、結果的に期限に間に合わなくなってしまうのは必然です。

そうではなく、頭から順にアプローチするのはやめて、全体の大まかなデッサンから始めたほうが効率的です。

具体的には、まず目次を書きます。企画のねらい、概要、表題を先に書いてしまいます。レポートなら背景、メソッド（実験の方法）、実験結果、考察……。これらの定型パターンは、頭を使わなくてもすぐに書けてしまいます。

幹（大見出し）を書いたら、枝（小見出し）を書いて、最後に葉っぱ（説明）を書きます。あとは時間が許す限り、葉っぱの産毛、枝葉末節まで書けばいいのです。この方法なら期限までに最低限、何かは必ず提出できます。

丁寧な礼状を書こうとして、返事が遅くなる場合も同様です。まず冒頭と結びなどは定型文を書き（手書きでなければ、ネットを使ってコピー・ペーストすれば簡単です）、「〇〇をしていただいてありがとうございました」とそれぞれワンセンテンスで書きます。

礼状なら「頭の文、お礼の文、結びの文」の基本3行で終わるもの。そこまでがデッサンにあたり、あとは感想などの肉付けをしていくだけです。本体のお礼の文は、「本郷名物の赤門餅をいただき、ありがとうございました」といったことならスグに書けます。そこに、「本日家族でいただきました。息子がたいへん美味しいねと、東大のマークがついていてありがたいね、などと盛り上がりながら」と枝葉の部分を足していく。つまり、1行1行を積み上げていくのではなく、骨をつくって身を足していくわけです。

やってみるとわかりますが、**はじめから身を生み出すのは難しい作業ですが、骨に身を足すのははるかに簡単です。デッサンを描いたあとに色をつけたほうが絵は描きやすすのと同じ理屈です。**

以上、物事を完璧にしようとして細かいことにこだわるタイプの対処法についてご紹介しました。

ただし、私は脳機能を扱う心療内科医として、細部にこだわって先送りするタイプの方に、朗報をお伝えしたいと思います。

最近、「ニューロ・ダイバーシティ（脳の多様性）」と言って、一見、短所に思える脳の特徴が、実は人類が繁栄するために必要不可欠な多様性を確保するために役立つもので、大きな長所にもなりうるということが指摘されています。

実際、細かいことにこだわる半面、物事を深掘りし、大きな発見に結びついたり、人と違ったアプローチをして新しいものを生み出す可能性が高いと言えます。だから、デッサン法などで短所の影響をうまくカバーすれば、悩む必要はないのです。

もうひとつ、対処の仕方をご紹介しておきましょう。細かいところをじっと見ることを近視眼的と言います。これもよくできた日本語で、近くばかり見ていると、脳は全体を俯瞰的に把握する能力が低下するという実験結果が発表されています。

だから、自分が書いている書類も少し目を離して物理的に遠くから見ると、書いている内容も全体像が俯瞰的に理解できるので、必要以上に細部にこだわることがなくなります。

また、窓から外を頻繁に見るクセをつけるのも効果的です。物事の細かいところが気になったら、ぜひ窓から外を眺めてください。

解決策2 暴露反応妨害法

一方、同じキチキチ脳でも、考えすぎて動けず、結果的に先送りしてしまう人がいます。

先に挙げた礼状を例にすると、こんなふうに書くと失礼じゃないか、そっけない文章だと相手をがっかりさせるんじゃないか……などと迷っているうちに、1行も書けなくなってしまう……。メンタル医学では、これを「加害恐怖」と言います。

レポートを書く場合も、たとえば論文を集めて全部読んでから書くという自分の決めた手順で進めないと、恐ろしいことが起きるんじゃないかと不安で頭がいっぱいになってしまう……。こうして儀式のように同じ行為を繰り返すことを、やはりメンタル医学では「儀式行為」と言うのです。

こうした症状が社会生活に重大な支障をもたらすほど重くなった場合は、「強迫性障害」という病気で、専門の治療が必要です。ただし、病気ではないものの、これに似た現状が脳で起こっているために、先送りしてしまう人が、現代人には多いのです。

もし、あなたがその一人だとしたら、まず自分の行動を振り返り、はっきりと脳のクセを自覚しましょう。それだけで半分は解決したようなものです。

その上で有効な対処法は、「暴露反応妨害法」という方法です。仰々しい名前だと思われたかもしれませんが、これは強迫性障害などに対する正式な治療法で、メンタル面のご病気の方は、医師や臨床心理士の指導のもとに行う必要があります。ただし、先送りをなおすだけなら、お一人でも簡単にできます。

やり方は、「暴露反応妨害法」という名前に表れていて、わざと不安になることに自分の心を「暴露」させて、先送りという「反応」を「妨害」するということです。これを繰り返せば、やがて心が慣れてきて、不安な気持ち自体が起きなくなり、先送りもなくなるわけです。

といっても、これだけではピンと来ないと思いますので、具体例を示しながらやり方をご紹介しましょう。

たとえば、部長が厳しい人で、提出する書類を書こうとしても恐怖心がわいてきて、1行も書けないケースを考えましょう。

そんな場合に、いきなり部長の恐怖に心を暴露させたら、先送りという反応を妨害することなんて不可能ですね。そこで、もっと簡単な相手から試していき、徐々に心を慣らしていくわけです。

具体的には、第1ステップ⇩家族、第2ステップ⇩親しい友人、第3ステップ⇩会社の同期入社の同僚、第4ステップ⇩係長、第5ステップ⇩課長……などと5段階ぐらいのステップを設定します。

この順番に、それぞれ文章を手渡して自分の心をわざと恐怖心に暴露させ、先送りしなくても大丈夫だと脳に学習させるのです。その上で、最後に部長に提出できたら、暴露反応妨害法は晴れて卒業です。

大事なのは、第1ステップには思いっきり簡単なことを設定することです。さらに、先を急がないことも重要です。確実にクリアーできなければ、次のステップに進んではいけません。ただし、時間をかけてじっくり取り組めば、このタイプの先送りは確実に解消できます。

タイプ 3

自分を過信する「なんとかなるさ脳」

↓

メイクドラマ法

原因

現代の親子関係が生んだ甘えと「ヒーローになりたい願望」から

「私は仕事が速いから、今からやらなくても大丈夫……」

「いつもの調子なら、前日に（報告書やプレゼンの資料の）準備を始めても間に合うはすだ……」

こうして自分の力を過信して先送りしてしまうというのも、よく見られる現象です。結果としてクオリティーの高い報告書やプレゼンの資料が期限までにできあがれば、それはそれで結構なことなのですが、現実には期限をオーバーしてしまい、後から悔やむことになる場合が圧倒的に多いものです。

実は、こうしたタイプの先送りをしてしまう人の深層心理には、自分だけが期限の間際にチョコチョコっと努力しただけでできてしまう特別な人物でありたいという願望がひそんでいると指摘されています。さらに意外にも、そこには幼児期の親子関係が大きく影響していることもわかってきました。

幼児期は、誰しも親に自分のことをきちんと見てかまってほしいと思うものです。しかし、親が試験の点数など子どもの表面的な部分しか関心を持たないと、心のうちに実態のない空虚な自信と欲求不満を同時に抱え込みながら成長することとなります。

さらに、こうして心にぽっかり穴が空いた状態のまま思春期を迎え、ドラマに触れると、心に抱え込んでいた問題が具体的な形で吹き出します。

スマホ、ゲーム、漫画、ドラマ、映画……。これらは疑似体験として自分がドラマの主人公になることを楽しむエンターテイメントですが、幼児期より空虚な自信と欲求不満を抱えていると、現実にもワクワクドキドキするようなドラマチックな体験をして心の穴を埋めようとするのです。

私は現在起こっているバイトテロは、ほぼほぼすべてこのタイプだと見ています。普通にバイトしているだけだと世間はかまってくれない。だから、表面的に目を引くことをやって動画を拡散してしまう。あれは「ヒーローになりたい願望」の現れであり、もっと言うと、幼児が親の愛情をつなぎとめるために困らせることを本能的に行う「試し行動」そのものなのです。もちろん、「試し行動」を幼児が行うのは正常ですが、大人になって行うと人生を棒に振ることもあるので注意が必要です。

「なんとかなるよ」という甘い考えで期限が守れないと、周囲の人は説教話をして先送りグセをなおさせようとします。あなたにも、そんな経験があるかもしれません。しかし、私は説教話など無力だと断言します。なぜなら、脳が抱え込んでいる空虚な自信と欲求不満の化学反応は、説教話では何一つ解決しないからです。それどころか、イライラして逆に先送りグセが悪化してしまう場合も少なくありません。

正しい対処の仕方は、ただ一つ、欲求不満を適切に解消していくということです。そうすれば先送りグセも、自動的に消えてなくなります。

解決策 メイクドラマ法

このタイプの先送りを繰り返す脳には「メイクドラマ法」が効果的です。先ほど説明したように、このタイプの脳は常にドラマを求めているわけですから、それを逆手に取れば、無理なく楽しく先送りをなくすことができます。

メイクドラマというのは長嶋茂雄さんの言葉ですが、勝つための「ストーリーを作る」という、いかにも長嶋さんらしいポジティブなスローガンでした。長嶋さんは、ワクワクドキドキを求めることと努力が結びついていたため、野球界を代表するヒーローになりました。これをお手本にして先送りグセをなおすのです。

まず、先送りをなおすことだけを目的にしたワクワク感の乏しい努力は、すべて捨てるくらいの気持ちになってください。

このタイプの先送りは、努力だけではなおりません。先送りをなおすだけではなく、さらに一歩進んで自分が長嶋さんのようなヒーローになる。そんなワクワクドキドキするストーリーを仕立て上げるのです。こんまり（近藤麻理恵）さん風に言えば「ときめき」の力で先送りを治すのです。

たとえば、上司から「企画書を出せ」と言われたら、ありきたりのものを期限内に出そうという考えは捨て、何かドラマを巻き起こす野心的な目標を立てるのです。こうしてワクワクドキドキすることで、心にポッカリ空いている穴が埋められ、渋々ではなく前向きに取り組めるようになります。

コツは、今すぐ無性に始めたくなるような良い意味で能天気なストーリーを仕立て上げることです。

具体的に言うと、

×「企画書を期限内に出す」
⬇○「企画書を出して社内の異性にモテモテになる」
×「プレゼン資料を期限内に出す」
⬇○「ユニークなプレゼン資料で、会場内のヒーローになる」

こんなストーリーを作った上で、企画書やプレゼン資料を制作するのです。自分の書いた企画書が非常にユニークで、「え～そうなんだ⁉」と周囲の社員から賞賛を浴びたら、とっても嬉しいですね。もし、あなたが提出した企画書があまりにも画期的で、それで会社が変わる……なんてことになれば、それはもう、本物の映画になってもおかしくないですよね。そこまではなくても、企画書でドラマのストーリーはいくらでも描けるものです。

プレゼンだって、ありきたりなものではなく、ユニークな見せ方をして聴衆から一笑いを取れば、少なくともその瞬間、あなたが会場のヒーローです。

私は、うつ病対策や勉強法など真面目なテーマの講演会でも、必ず5分に1回は笑いを取るように心がけています。その瞬間、間違いなく私は会場のヒーローです。この感覚は、一度でも体験したら、誰でも納得できますよ。

もちろん、通り一遍のものを提出するより、ドラマを巻き起こすものを提出するほうが、はるかに作業量は多くなります。だから、かえって期限に間に合わないのではないかと心配された方も多いでしょう。たしかに、「キチキチ脳」の方が、いきなりメイクドラマ法をやったら、余計に期限は守れなくなるでしょう。

でも、「なんとかなるさ脳」の方は、作業量は増えるのに、期限はきっちり守れるようになります。なぜなら、期限に遅れたら、そもそもドラマは台無しになるからです。だから、深層心理が本気でドラマを求めたら、先送りなんてするわけないのです。

メイクドラマ法は、脳科学の面からも理にかなった方法だと言えます。

ワクワクドキドキしているとき、脳内ではオピオイドと呼ばれる脳内麻薬が満たされます。これにより、脳は物事に前向きに取り組めるようになるため、先送りもしなくなるのです。一方、ありきたりな企画書や提案書を出す場合は、オピオイドの分泌にはつながらず、これが先送りの原因になっているのです。

ぜひ、なんとかなるさ脳の方は、職場で自分に課された仕事があれば、片っ端からメイクドラマ法を実践してみてください。あなたの人生が数倍、楽しく有意義なものになると私は確信しています。

タイプ4 心配しすぎの「ネガティブ脳」

スモールいいね！法　デブリーフィング法　ほか

原因

成功体験の少なさが「失敗するんじゃないか」という不安をつくるから

「報告書にこんなことを書いたら、上司から大目玉を食らうに違いない……」

「プレゼンにこんな資料を出したら、みんなに笑い物にされるんじゃないか……」

こうした不安が次々に襲ってきて、結局、報告書もプレゼンの資料も一向に作業が進まないというケースも少なくないはずです。

実はこうしたタイプの人の脳の中は、「ＰＴＳＤ（心的外傷後ストレス障害）」という最近増えているメンタル面の病気と似た状態になっています。

ＰＴＳＤは、東日本大震災やアメリカの同時多発テロなど辛いネガティブな経験をした方が、月日が経ってもその心の傷、トラウマで強い恐怖を感じ、当時をまざまざと思い出すフラッシュバックなどが起こる病気です。

脳内を検査すると扁桃体という部分が過剰に働いており、不安などのネガティブな感情を強く作り出されてしまっていることがわかっています。

もちろん、失敗するんじゃないかと心配になって先送りするといった程度では、PTSDとは言えません。しかし、脳の働き方という点では共通点が多く見られます。

このタイプの先送りをする方は自己肯定感が低く、やればできるという自信が欠如している場合が多い特徴があります。さらに丁寧にカウンセリングを進めていくと、子どもの頃に受験に失敗したとか、スポーツの試合に負けたといった何らかのネガティブな体験に強いこだわりを持っていることがわかります。これが本人も気づかないうちに小さなトラウマになっていて、それが先送りグセを生み出す原動力になっているのです。

なかには、本人は覚えていないけれどもご両親のカウンセリングで幼少期のトラウマが見つかるケースもよくあります。

これは、偏桃体と海馬の成長に時期的なギャップがあるからです。物心つかない頃は海馬が十分発達してないので記憶には残らない、けれども失敗のトラウマは扁桃体に刻み込まれているわけです。

もうひとつの特徴は、幼年期から思春期にかけて成功体験が少なく、物事をネガティブに考えるクセがついていることです。

人間は小さな成功を積み重ねて自信を持つものです。小さな成功体験をしたら、次はそれよりちょっと大きなことに挑戦してまた成功する。時には失敗するけど、成功することも多い。それを繰り返すことによってポジティブな自己肯定感が育まれていくのです。

ただ、挑戦しないと成功することもない。成功しないからよけいに挑戦しない。だからますます成功しない……。こうした悪循環をくりかえすことでネガティブな心理が刷り込まれてしまっている人が、このタイプには特に多いのです。

解決策1

スモールいいね！法

今、SNSで過剰に「いいね！」を求める現象が見られます。これは、多くの人に自信や自己肯定に対する不安があり、それを他人から「いいね！」をもらうことで安心したいという気持ちが強いからです。

特にネガティブ脳の人には「いいね！」が必要です。だからといって、SNSを始めて「いいね！」をもらおうとするのは早計です。

バーチャルなSNSの世界で「いいね！」をもらっても、本当の意味の自己肯定感にはつながらず、むしろ虚像の入り混じったSNSに触れることによって、自分は不幸だとネガティブに感じやすくなるという論文も発表されています。そうではなく、現実の日常生活の中で実態のある小さな「いいね！」を集め、成功体験を積み上げるのです。

具体的に言うと、まず、自分のまわりの人間関係で、必ず一人は味方を見つけることです。このタイプの人は対人関係にも自信がないため、人見知りしやすい性格になりがちです。しかし、人見知りであればあるほど、最低でも一人は誰かとポジティブな心の交流を持つことが不可欠です。完全に孤立した状態では、健全な心身を維持することはできませんね。

たとえば職場で一人味方を作ってください。もし味方になってくれる人が一人もいなければ、直上の直属の上司でもかまいません。部下の長所を引き出すのは上司の仕事ですから遠慮はいりません。

上司と良好な関係を築くコツは小刻みに相談すること。たとえば、企画書を木曜までに提出する場合、途中段階でその都度相談します。

ここで気をつけていただきたいのは、相談の形式です。たとえば、「企画のねらいを教えてください」と、一方的に尋ねるのはダメです。これでは、上司にアイデアを生み出す仕事を丸投げしているようなものなので、迷惑かもしれません。

そうではなく、「企画のねらいはこういうことにしたらいいと思うんですが、どうですか」と、まず提案を示したうえで感想を尋ねるのです。上司は判断を下すだけなので、はるかにラクです。

もちろん、「これはまずいよ」とダメ出しされたら改めるべきですが、特に問題がなければ、「いいんじゃないの（＝いいね！）」と言ってもらえるはずです。

ただし、忘れてはいけないのは、確率１００％で「いいね！」をもらおうとしてはいけないということです。ＰＴＳＤの治療も、患者さんが完璧を追求すると悪化してしまうことが多いのですが、「いいね！」の場合も１００％を求めたら心にプレッシャーをかけてしまいます。

目安としては70％くらいは「いいんじゃない」で、30％くらいは「ここはちょっとこうしたほうがいいんじゃない？」「ここ、ちょっと良くないね」といった返事が返ってくるというのが理想的です。

「ネガティブ脳」の人は、「いいね！」をもらえたことを成功体験とは感じず当たり前だと思いがちですが、小さな成功体験をしっかりと脳に認識させることが大切です。

そこでおすすめなのは、成功したときに必ずガッツポーズをすること。

人前でやる必要はありませんが、心の中だけではダメ。トイレなど人目につかないところに行ったら、「よっしゃ！」と腕を振り上げて、たとえ小さくても自分の勝ち取ったビクトリーをしっかりと讃えてあげるのです。そうすれば、ポジティブな記憶は鮮明に脳に残り、その積み重ねであなたを変えることができます。

解決策2 デブリーフィング法

失敗のトラウマが脳に残りやすい「ネガティブ脳」の人にもう一つおすすめなのは、「デブリーフィング」です。

これはもともと軍事用語で、現場の兵士が上官に現状を報告することを指します。ベトナム戦争のとき、デブリーフィングを行っている兵士のほうが、その後、ＰＴＳＤが起こりにくいというデータが出ました。そこでメンタル医学でもトラウマを克服するためにデブリーフィングが取り入れられるようになりました。

重いＰＴＳＤの場合は別ですが、たとえば失敗経験が尾を引いてしまうようなケースには有効であることがわかっています。ネガティブな感情を心の中に押しとどめるのではなくて、吐き出すことが感情の整理に役立つのです。

その手段がデブリーフィングで、失敗したときの感情を表に出す、つまり誰かに愚痴を聞いてもらうのが一番いいのです。

そういう意味で、サラリーマンの「赤ちょうちん」は大変結構なデブリーフィングになっています。お酒を飲んで愚痴をこぼすのは、メンタル医学的には大正解です。ただし、このタイプの人はそもそもあまり飲みに行きませんし、愚痴をこぼす相手もなく、逆にため込んでしまいがちです。愚痴をこぼしちゃいけないと思って、むしろ他人の愚痴ばかり聞いてあげて、自分はよけいため込んでしまうというのも、このタイプの特徴です。

そうではなく、積極的に愚痴をこぼすように普段から心がけておきたいのですが、といっても、必ずしもお酒飲みに行かなくてもいいのです。昼飯をいっしょに食べているときに、それとなく悩みを聞いてもらうといった程度でも、十分に愚痴はこぼせます。

とにかくネガティブなことを心にとどめることなく、全部言葉として吐き出そうと常日頃から心がけておくことが重要です。

ネガティブな感情は、紙に書きだすだけでも吐き出すことができます。あるいは、愚痴を聞いてくれる相手がいなければ、スマホに聞いてもらうという方法もあります。

スマホに録音するだけでも効果はあるのですが、音声認識で文字に起こしておくと、より効果的です。文字を見直すことで、脳は感情を吐き出せたことをさらに明確に認識できるので、デブリーフィングの効果も高まるわけです。

ネット上でよく見かけるネガティブな書き込みは、メンタル医学の面から見ればデブリーフィングそのものです。あれだけ社会に広がった理由は、みんな無意識のうちにデブリーフィングの効果を感じ取っていて、吐き出してスッとする実感を自覚しているからでしょう。

ただし、みなさんはSNSにアップしないでください。バイトテロと同じような問題を起こしてしまう危険がつきまといます。愚痴はご自分のスマホの中だけにとどめておくのが安全です。

解決策3 その他――バタフライハグ デュシェンヌスマイル

「ネガティブ脳」にはバタフライハグと呼ばれる方法も有効です。これはＰＴＳＤの治療法から生まれたもので、右脳と左脳のバランスを整えることで脳からトラウマを消す効果があることが研究結果として発表されています。

アメリカでは、ＰＴＳＤに対してＥＭＤＲ（Eye Movement Desensitization and Reprocessing：眼球運動による脱感作と再処理法）と呼ばれる治療法が大きな実績を上げています。これは、ネガティブなことをわざと思い出しながら目を左右に動かすというもので、右側の脳と左側の脳のバランスがよくなりＰＴＳＤが治るのです。

ＥＭＤＲは専門家の指導のもとで行わないと大変に危険ですが、同様のことを自分一人でも安全にできる方法として開発されたのがバタフライハグです。

まず、図のように自分で自分を抱きしめる姿勢にします。正面から見ると形がチョウチョ（バタフライ）に似ているので、バタフライハグという名前が付きました。この姿勢で自分が守られているような感覚になります。

さらに、肩を左右交互にトントントンとリズミカルに叩くのです。右手で左肩を叩くと、右手の運動神経と左肩の感覚神経が同時に刺激を受けます。一方、左手で右肩を叩くと、左右正反対の刺激が加わります。その繰り返しによって、左右の脳のバランスがよくなり、トラウマが解消していくというしくみです。

●デュシェンヌスマイル

「デュシェンヌ型筋ジストロフィー」の発見で世界に名を馳せたフランスの神経内科医デュシェンヌが発見した笑顔の法則をデュシェンヌスマイルと言います。

笑顔のときには、大頬骨筋という顔面の筋肉が収縮し口角が上がります。それに加えて、外側外眼筋という筋肉も収縮させると目尻が下がります。この、口角が上がって目尻が下がるという二つを満たしている笑顔が「デュシェンヌスマイ

バタフライハグ

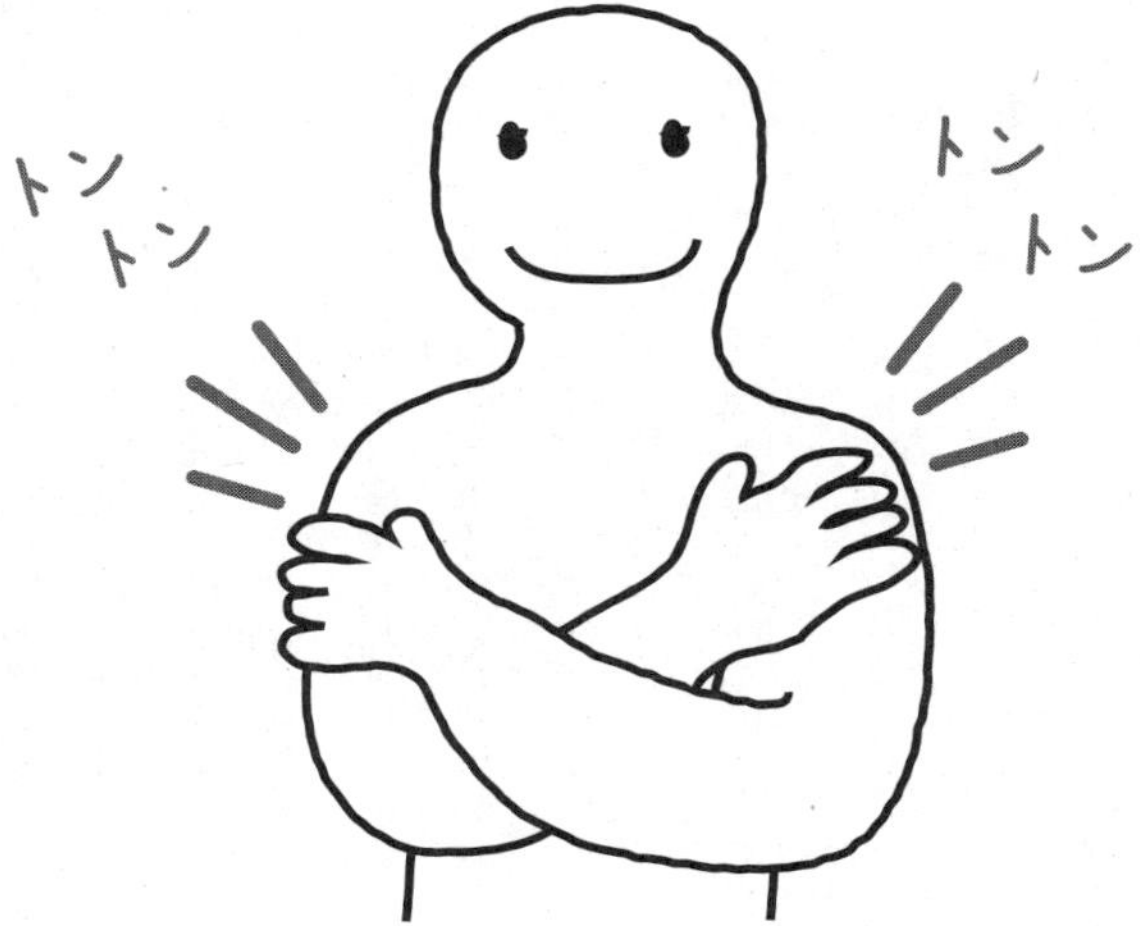

① 腕をクロスさせる
② 交互に左右の肩をたたく

たった２分間で効果が！

ル」なのです。デュシェンヌは、口元だけの笑顔が作り笑顔で、本心から笑顔の時は目尻も下がる、という法則を発見したのです。

しかしカリフォルニア大学の研究で、作り笑顔であっても、それがデュシェンヌスマイルであれば、脳に楽しいという感情が本当にわき起こってくることがわかりました。つまり、ネガティブな感情が起きたときも、口角を上げ目尻を下げて作り笑顔をすると、それだけで前向きな心に切り替えられるわけです。

そこで、ネガティブな気持ちになってなかなか資料を作成できないときは、まずデュシェンヌスマイルから始めてみましょう。

口元だけの笑顔は、逆に「微笑みうつ」と呼ばれるうつ状態を引き起こす可能性があるので注意してください。

コツは、嘘でいいから「楽しいなあ」という感情を作って表情に出してみる練習をすること。普段から鏡を見ながら練習しておくと、「失敗して落ち込み、何も手がつかない」というときに、デュシェンヌスマイルの効果によって前向きな心に切り替えることができるようになります。

2章

「先送りしない脳」に根本から変わるトレーニング

——脳を強化する3つのメソッド

1章では、あなたはなぜ先送りしてしまうのか、脳のタイプにスポットライトを当てて、そのメカニズムと解決策を詳しくお話ししました。

これまでに紹介してきたのは、その場その場で結果が出る、いわば「対症療法」に相当するものです。やはり、先送りグセからは永久に離脱するというのが理想的ですね。

そこで2章では、脳が根本的に先送りしなくなる「根治療法」に相当する方法を紹介しましょう。実はメンタル医学の研究の進歩で、こうした方法がいくつか開発されており、私の心療内科クリニックでも実際に診療に取り入れています。その方法をどなたでもご自分で実践できるようにアレンジしました。

マスターしておけば一生モノ！　先送りしなくなるだけではなく、脳を強化し、望み通りの人生を手に入れるための脳と心のトレーニング法としても有効です。

ただし、どんなに効果的なメソッドであっても、実際にやってみなければ効果は現れません。読んで「へえ～そうなんだ……」と思うだけではなく、ぜひ、それぞれのメソッドをご自身で実践してみてください。

メソッド 1

レコーディング法

レコーディングで〝本当の自分〟を知ろう

先送りをしてしまう脳のクセをなおすために、まずやっていただきたいのは、先送りグセによって巻き起こした自分の行動をメモなどに書き留めておくということです。

行動を書き留めることなんて、先送りの予防とは、直接、結びつかないじゃないかと思った方もいらっしゃるかもしれません。でもそんなことはないのです。私は脳機能を扱う医者として自信を持って断言します。あなたの先送りグセの実態を自分自身で正確に知ることができれば、それだけで大幅に改善することが可能なのです。

前章では、先送りしてしまう典型的なパターンを4つ示し、そうなってしまう理由を脳機能の面から解説しました。これは、ご自分の先送りグセの本当の原因に気づいてもらうということも大事な目的だったのです。

「あっそうか！　私が先送りしてしまうのは、脳に成功体験が少なかったからだ……」などと気づいていただければ、先送りグセは半分くらい解決したようなものです。

ただし、**自分自身が記憶をたどって認識する先送りグセと、本当の先送りグセの実態は、かなりかけ離れているのが通常です。**なぜかと言うと、脳の奥底に隠されている欲望やプライド、そして自分では認めたくない自己愛が関与しているからです。このため、先送りグセに関しては記憶が歪められていることが特に多いのです。

私たちは、夜、眠っている間に、大脳が休息をとるノンレム睡眠と、大脳が活発に働いているレム睡眠の二種類の状態を繰り返しています。睡眠中に大脳を休めるというのはいかにもありそうな話ですが、活発に働くというのは理解が難しく、レム睡眠の目的は長い間、研究者にとって謎でした。このため、常識では理解できない睡眠だという意味で「逆説的睡眠」(paradoxical sleep) とも呼ばれていました。

しかし、最近の研究では、レム睡眠の時間に大脳が活発に働き、記憶の整理整頓をしていることが分かってきました。私たちの脳は、こうして都合よく記憶を書き換えることで心を守っていたのです。実際、レム睡眠の時間が短くなると、精神的なトラブルを生じやすくなることが分かっています。

こうした脳の仕組みは、先送りしてしまう脳にも大きく関与しています。ご自分の先送りグセを振り返った場合、事実を客観的に思い出しているかどうかは、極めて怪しいものです。

特に先送りは、恥をかいたりヒヤヒヤしたり、何らかの形で感情に関わることが多く、とりわけ事実を歪めて認知してしまうことが多いのです。

人の記憶は都合よく書き換えられている

長く連れ添った夫婦が出会った頃の記憶に食い違いがあって夫婦喧嘩をしてしまった……というのは、よくある話です。

「私はあなたに頼まれて結婚したのよ！」

「何を言ってるんだ！　お前が結婚してくれって迫ってきたんじゃないか！」

こうした口喧嘩を始めた場合、脳波や自律神経の機能を測定すると、夫婦どちらもウソをついていないという結果が出ることがよくあります。これは、長い年月の間に自分にとって都合のいいように記憶が置き換えられ、夫婦どちらも自分の記憶が正しいと信じ込んでいるからです。

先送りグセについても、これと同じことが起きています。たとえば、本当は自分が期限を忘れただけなのに、上司に対して憎しみの感情を持っていると、「上司が期限を伝えてくれなかったからだ」と記憶を歪めてしまいます。あるいは、その正反対で、同僚が一方的に悪いのに、自分のせいで遅れてしまったと思い込んでいる場合もあります。

このように先送りになってしまった経緯についても記憶はいい加減なものですが、さらにその原因を分析するとなると、記憶に頼るのはますます危険です。多くの場合、「上司の性格が悪い」とか「自分はダメな人間だ」といった結論が脳の中で先に用意されていて、それに合わせて後から無理やり記憶を書き換えているのが実態だからです。

こうした**記憶のいい加減さこそが先送りグセを悪化させている根源だと言えます。ですから、行動をメモに残し、客観的な事実を自分で確認することが先送りグセの克服に役立つわけです。**

そこで私は、先送りグセをなおすためのメモのとり方を工夫し、これを「レコーディング法」と名づけ、講演会やセミナーを通してビジネスパーソンに広く提唱しています。

レコーディング——。どこかで聞いたことがあると気づいた方が多いでしょう。

そうです。一時、一世を風靡《ふうび》したレコーディングダイエット。食べたものを記録するだけで、ダイエットができるという方法です。

メカニズムはレコーディングダイエットと同じ

実は、レコーディングで先送りしてしまう脳のクセがなおるのは、レコーディングで食事制限ができることと脳科学的には仕組みがほとんど同じです。節制しないといけないと頭では分かっているけれど、ついつい食べてしまう……。これこそダイエットが続かない最大の理由でしょう。なぜ、こうした現象が起きるかというと、理性を司る前頭前野が食欲を促す摂食中枢の命令に敗れてしまうからです。

頭ではよくないことだと分かっているけれど、ついつい先送りしてしまう……。**前頭前野が本能に負けてしまうという点では、ダイエットの失敗も先送りグセも根本的な脳の仕組みはまったく同じなのです。**ですから、ダイエットに役立つことが実証されているレコーディングが、先送りグセの克服にもそのまま利用できるというのは、脳機能からいえば当たり前のことなのです。

では、先送りグセを治すには、具体的にはどのようにレコーディングをしたらいいのでしょうか。そのやり方のポイントを解説していきましょう。

作業と並行しながら大雑把にメモするだけでいい

レコーディングは、とにかくどの時間帯にどんな作業をしたのか、大雑把でいいのでメモに残してください。レコーディングしたメモは上司に提出するわけでも世間に公表するわけでもなく、自分が理解できればいいだけです。だから、きれいに書く必要はありません。むしろ、走り書きで十分。レコーディングに時間をとってしまったら、それこそ本末転倒ですからね。

次のページに、参考のために、私自身のレコーディングのメモを掲載しておきます。もちろん、これと同じように書く必要はありません。この程度でいいんだという感覚を大雑把につかんでいただければ十分です。

ところどころにあるアルファベットの記号は私が勝手に作った略語です。Ⓡは休憩中、rest の頭文字をとりました。Ⓦは執筆中、writing の頭文字をとりました。このように、よく行う仕事や作業を記号にしておくと、レコーディングする際に便利です。

また、最近ではスマホのカレンダー機能を使ってスケジュールを管理している人も増えてきました。私自身、数年前からグーグルのカレンダーを使っており、今ではこれなしには私のクリニックの運営が立ちいかなくなるくらい積極的に利用しています。

この場合は、スケジュールを少し細かく入力し、さらに何をしたかもそのときどき入力すれば、それだけで完璧なレコーディングになります。もちろん、予定していたスケジュール通りにはいかず時間がずれることもありますが、グーグルのカレンダーだと簡単にスライドさせることができるのでとても便利です。この場合も、自分なりの記号を駆使すると、入力が短時間で済みます。

レコーディングメモ

8：30 論文精読（研究会発表用）

9：15 Ⓦ（第1章の前半）

10：00 Ⓟ（うつ病・不眠・自律神経失調症）

11：00 講義資料作成

12：20 Ⓡ 昼食

13：00 Ⓟ（パニック障害・倦怠感・集中力低下）

14：00 Ⓦ テレビ番組コメント

15：00 研究カンファレンス

Ⓡ= 休憩中（rest） Ⓟ= 診療中（practice）
Ⓦ= 執筆中（writing）

ただし、その日1日分のレコーディングを、夜まとめてやるのはおすすめできません。夜になると、何時から何時まで行ったのか時刻については思い出すのが困難です。また、先送りグセがなおらないうちは、夜にやろうと思うと、ついついレコーディング自体も翌日以降に先送りしたくなってしまいます。これでは話になりません。その場でレコーディングする原則を守るのが確実に行うための秘訣です。

ただし、長い期間、続けなくても結構です。1週間ほどレコーディングをやれば、それだけで先送りグセの実態は分かり、必要な改善策が浮き彫りになってきます。

2色のペンで「先送りグセ」が一目瞭然になる!

せっかくレコーディングをしても、そのままでは意味がありません。レコーディングをしたメモを見直して、自分の行動を分析しましょう。

真っ先に行っていただきたいのは、メモに書き入れた各項目について、時間をしっかりマネージメントできたのか、それとも先送りしてしまったのか、判定をしていただくことです。

このとき、赤と青の2色のボールペンを使うと便利です。

メモした項目の中で、これは時間をしっかりマネージメントできていたと判断したら、「よくできました！」と自分をねぎらいながら、青色でその項目を囲んでください。

一方、これは先送りしてしまったと思ったら赤色で文字を囲むのです。さらに、先送りどころか時間に間に合わなかった場合には、反省の気持ちを込めて赤色で大きな星印をつけます。こうすれば、あなたの先送りグセの傾向が、色によって一目瞭然に分かるというわけです。

もちろん、先送りしてもギリギリセーフで結果オーライということは、日常生活でよくあることです。痛い目にあわなければ、人は先送りしたことをどんどん忘れます。ですが、ギリギリセーフが積み重なると、いずれ結果オーライになららず、大きな実害が生じるということが必ず起こります。それを防ぐことができるのも、レコーディングの大きなメリットです。

医療の現場でレコーディングに相当するのが、インシデントレポートと呼ばれるものです。

医師や看護師は、患者さんには傷害を及ぼさずにすんだけれど、小さなミスでヒヤリとしたり、ハッとさせられたことが起こった場合に、それを報告することが義務づけられているのです。

たとえば、患者さんに注射する薬を間違えかけたら、そのレポートを出さなければなりません。そうすることで、似通った薬の名前を変えるなど、医療事故を防ぐ対策がとれるわけです。飛行機の事故でも同じことが言えますが、大きな事故は何もないところには起こりません。必ず、何度かのニアミスを経て大きな事故が起こるのです。

先送りグセもこれと同じで、ギリギリセーフになること自体をなくす努力をしなければ、実害を防ぐこともできないのです。

レコーディングでわかった脳機能のリズムを活用しよう

では実際に、ご自分のレコーディングノートを具体的にチェックしていきましょう。

たとえば、これは意外に多くの人に見られる傾向ですが、午前と午後では先送り行動が現れる頻度が大きく異なる場合があります。つまり、一日の中で先送りグセのリズムが存在するのです。

一般的には、**午前中は時間通りにテキパキと仕事が終えられるのに、午後になると先送りしてしまうことが多くなり、夜になると先送りどころか期限を守れなくなる……。**そんな傾向が多くの人に見られるのです。

これは、時間帯によって理性を司る前頭前野の機能が変わるのが原因です。前頭前野は午前10時前後に最も機能が高まり、それ以降は低下していきます。これにより、**人間の脳は午前中には理性的で、夜になるほど理性が弱くなります。**宴会もデートも、夜に行うことが多いのは、こうした脳の性質を私たちが感じとっているからです。

これと同じように、先送りグセも夜になるほど悪化します。レコーディングをした結果、こうした傾向が見つかった人は、期限通りに終えなければならない大切な仕事は、できるだけ午前中に片付けたほうがいいでしょう。

ただし、最近の若い人の間では、反対に午前中のほうが先送りグセがひどいという人も増えてきました。こうしたタイプの人には注目すべき特徴があります。それは、午前中に体温が上がりにくいということです。

人間は起床直前が最も体温が低く、起きて活動を始めると全身の代謝が活発になり、体温が上昇していきます。そして夕方に体温はピークとなり、夜になると下がり始め、脳は睡眠へと誘われる仕組みです。

ところが、若い人の間では、午前中はちっとも体温が上がらず、午後になってやっと上がり始め、夜にピークを迎えるケースが増えています。この場合は、午前中、全身が半分は眠ったような状態になっているため、その影響で脳も活発に働いてくれません。その結果、作業の効率が極端に悪くなるので、結果として先送りグセが悪化してしまうのです。

朝食を食べない生徒は成績が悪いという調査結果が発表されていることは、ご存知の方が多いと思います。これは、朝食を抜いた場合に午前中は体温が上がりにくい人が多いということが大きな原因の一つです。

体温が上がらなければ胃腸も消化する能力が高まらないので、朝食を食べたくなくなります。また、朝食を食べなければ、エネルギー源が不足するので、余計に体温が上がりにくくなります。このように朝食を抜くことと体温が上がらないことは、両方が原因と結果になりあって、悪循環をもたらすわけです。

もし、レコーディングをすることでこのような傾向が見つかれば、直ちに朝食をしっかりとる食生活に切り替えることをおすすめします。すでに朝食を食べている人であっても、少し食べる量を増やす、あるいはしっかりとよく噛んで食べるように心がけることが必要です。

噛むだけで脳の中でヒスタミンニューロンと呼ばれる神経系が刺激を受け、脳の覚醒度を上げてくれます。そうすれば、脳機能もよくなって先送りグセが軽減される上に、代謝も上がってくれます。

先送りグセにも一週間のバイオリズムがある

先送りグセの頻度は、曜日によっても異なる傾向があります。週の初めの月曜日と週の終わりの金曜日は先送りグセになりやすく、週の半ばの水曜日の前後は先送りグセになりにくい傾向があります。

月曜日に先送りしやすい原因は、週末の寝だめにあります。**週末に寝だめをしてしまうと、脳の視床下部と呼ばれる部分にある体内時計がうまく機能しなくなります。その影響で、睡眠と覚醒のリズムが乱れ、月曜日の就業中に脳機能が低下してしまうのです。**

本来なら日中は１００％覚醒していないといけないのですが、脳の中が80％は起きていても20％は寝ているような状態になってしまいます。やたらとあくびがでるのもこのためです。

どうしても週末に寝だめをしたい人は、朝寝坊をするのではなく、早めに眠って定時に起きるようにしましょう。脳内にある体内時計は、毎朝、起床した時刻に時間調整をする仕組みになっているので、早く寝ても定時に起きれば、睡眠リズムはそれほど崩れません。

一方、金曜日に先送りグセが悪化する理由は、脳の中で大脳辺縁系が優位になり、仕事に対して感情を持ち込むようになる傾向があるからです。理性を司る前頭前野は、月曜日からの連日の仕事で疲労が溜まり、活動が低下してしまっているのです。

それに対し、本能を司る大脳辺縁系は、もうすぐ週末だということで、欲望を拡大します。これが仕事や日常生活にも反映してしまい、理性的なコントロールが難しくなってくるのです。

脳がこうした状態になると、何事にも情緒的になりやすく、自分の実力を過信してしまい、それを上回る企画書を出そうとしたり、報告書に自分の思いを込めようとしすぎてしまってやたらと時間をとるといった症状が現れます。ですから、金曜日は特に時間のマネージメント意識を高めるように心がけるべきです。

気づかなかった対人関係の問題も浮き彫りに

レコーディングを行って先送りしてしまう行動パターンを分析すると、今まで気がつかなかった職場での対人関係の問題が浮き彫りになることもあります。

たとえば、イヤな上司や先輩から命じられた仕事に対しては、意外なことに先送りグセが出ないという人も少なくありません。嫌いな人から頼まれた仕事は、さっさと片付けてスッキリしたいという心理が働くようです。

一方、期待を寄せてくれている上司や密かに恋愛感情を抱いている先輩から頼まれた仕事に限って、先送りになってしまう場合もあります。これは、何とかいいところを見せようと実力以上の結果を出したいという意識が働くためです。がんばることはいいことですが、結果として先送りになり、期待に応えたい上司や想いを寄せている異性の先輩に迷惑をかけてしまったら、これこそ本末転倒です。

こうした職場の人間関係に私的な感情がもつれ込むと、自分自身の仕事のあり方を客観的に評価することが難しくなります。このため、漠然とした状態で抱いているイメージが実は間違っているという場合も多いのです。

「○○課長から頼まれた仕事は、ものすごくがんばってやっているから、きっと喜ばれているに違いない」と思っていても、現実には毎回先送りになってしまい、上司の足を引っ張っているのかもしれません。こうした勘違いをなくすためにも、レコーディングが役に立つのです。

“言い訳レコーディング”で自分を客観視しよう

このようにいつどんな仕事をしたかをレコーディングし、先送りになった場合はその理由も書き留めておくのが理想的です。しかし、先送りグセの人はそもそも面倒くさがり屋さんが多いので、「こんなの、やりたくない」と感じた人も少なくないかもしれません。

そんなズボラな方のためにおすすめする最低限のレコーディングの方法があります。それは、先送りグセで失敗してしまったときに、自分の言い訳をレコーディングしておくというものです。

自分が失敗したことと、そのときどう反省したのか、あるいは反省しなかったのかを書き残しておくのです。それも面倒なら、スマホの音声メモとして録音しておいて、後で自分で聞き直してみるということでも結構です。

失敗したときの言い訳をレコーディングする意味は、2つあります。ひとつは、失敗した痛みを忘れないことです。喉元過ぎれば熱さを忘れるといいますが、先送りグセもまったく同じです。先送りになって痛みを感じても、ほとんどはその瞬間だけのことで、すぐに忘れてしまいます。たとえば、報告書の作成が遅れても、焦ってなんとか出せることはあるわけで、出せた瞬間に苦しみのほとんどは忘れてしまうのです。

というのも、**実は脳には、こうした苦しみを忘れる特別な仕組みが備わってい**

ることがわかってきました。そもそも苦しみは、何か問題が生じた場合に、本人に解決を促すために脳に生じるものです。たとえ遅れても、ギリギリセーフで間に合ったら、それでネガティブな感覚はもはや必要なくなるので、苦しみの記憶が消えるように脳は設計されているのです。

逆にそこで苦しみが消えてくれないと、うつ病など心の病気へとつながっていきます。問題が解決した瞬間に苦しんだ記憶を忘れてしまうというのは、一見、能天気でおバカに感じるかもしれませんが、それ自体は、脳が健全に働いている証拠だとも言えるのです。

けれど、それでは先送りしてしまう脳のクセをなおすことはできません。だからあえて、そこでレコーディングをして、自分の失敗の軌跡を後からチェックできるようにしておく必要があるのです。

言い訳をレコーディングしておくもうひとつの目的は、先送りグセをもたらしたそのときの自分自身の心理状態を浮き彫りにしておくということです。

「上司の指示の出し方が悪かったんだ」

「隣人がうるさくて集中できなかった」

「部下のせいで余計な仕事が増えたから」

こうしたレコーディングを後からチェックすれば、周囲の人との人間関係に問題があることに気づくことができます。これを解決しない限り、また、同じような先送りグセが再発するのは間違いないため、まず気づくというのが大切なことなのです。

あるいは、

「俺はどうせダメな人間なんだ」

「私にばっかり面倒な仕事がくる」

「いつもの僕だったら間に合うはずだったのに」

こうしたレコーディングの記録を後からチェックすれば、自分の心のありように問題があることに気づけます。そうすれば、これにポイントを絞った解決策をとることができるわけです。

重要なのは、レコーディングをすれば、過去の自分をいつでも正しく振り返ることができるということです。

脳の構造上、自分の心を自分の心で客観的に捉えるというのは非常に困難なことです。ですから、その場で素直に反省しようと思っても、本人の意思とは裏腹に、心のありようについては偏った判断しかできないものです。

しかし、こうした問題は、レコーディングで乗り越えることができます。時間をおけば、過去の自分を未来の自分、つまり少しですが異なる別の人格で評価できます。だから、自分自身の心についても、より客観的に感じとれるようになるのです。

「人の振り見て我が振り直せ」と言いますが、レコーディングの効果は「過去の自分の振り見て、今の自分の振り直せ」と言い換えてもいいでしょう。ぜひ、あなたのビジネスライフに取り入れてください。

メソッド2

コラム法

「うつ」と「先送り」の意外な関係

人間の脳はコンピュータではありません。このため、自分を取り巻く周囲の状況を認識し何らかの判断を下すときに、事実をありのまま受け止めているとは限りません。大なり小なり自分の主観に左右され、事実を歪めて受け取ってしまっているものです。これは「認知の歪み」と呼ばれ、私たちが生身の人間である以上、ある程度は仕方がないことです。

しかし、この認知の歪みが大きくなりすぎると、様々な形で先送りグセが生じます。つまり、逆に言えば、**この認知の歪みを正せば、先送りグセをなおすこと**

もできるわけです。

実は現在の私は、クリニックでほぼ毎日のように、認知の歪みをなおすカウンセリングを行っています。直接の目的は、大半がうつ病の治療のためです。うつ病は、主に脳の神経細胞の機能の異常で起こる「生物学的うつ病」と、悲しい体験をもとに発病する「心理学的うつ病」の2つのタイプに分類できます。実際には両方が混じりあったケースが多いのですが、大雑把に言うと「生物学的うつ病」の色彩が濃いほど薬や磁気刺激治療が効きやすく、「心理学的うつ病」の割合が大きいほど、認知の歪みをなおす治療法が効果的だという傾向があります。

このように認知の歪みは、うつ病の治療にとっては重要なテーマなので世界規模で研究が行われ、その実態が詳細に研究されています。また、認知の歪みのなおし方についても、すでに標準的な方法が確立されています。この中には、うつ病の治療だけでなく、先送りをしてしまう脳のクセをなおすためにも役立つものが少なからずあるのです。というのも、うつ病の初期には、ほとんどの患者さんが先送りグセになります。そして、うつ病の悪化とともに先送りグセがひどくなり、やがて期限が過ぎても何もできなくなり、寝込んでしまうという経過をたどるのです。

つまり、先送りグセの方が必ずしもうつ病だとは言えませんが、うつ病の方はほぼ全員が先送りグセだと言えます。少なくとも私は、なんでも期限内にテキパキと仕事をこなすうつ病の患者さんなど見たことはありません。程度の差はあるものの、**うつ病と先送りグセにはよく似た認知機構が存在している**ことは間違いありません。

自然に沸き上がってくる考えを自動思考といいますが、実際、重度の先送りグセの方の自動思考には、うつ病の方とよく似た認知の歪みがあります。つまり、うつ病の治療を目的に研究がなされている認知の歪みの中には、先送りグセと共通しているものが多いのです。ですから、認知の歪みに関するうつ病の治療法は、すべてではありませんが、先送りグセをなおすためにも応用できるものも少なからずあるということです。

うつ病の症状が軽い場合は、患者さんに認知の歪みのパターンを教え、ご自身の認知が歪んでいることに気づかせるだけで、症状が和らぐ場合が少なくありません。先送りグセの方も、先送りグセを招いている認知の歪みのパターンを知れば、大幅に改善が期待できます。

そこで、うつ病を悪化させる認知の歪みのパターンの中から、先送りグセの原因にもなっているものを6つ紹介しましょう。あなた自身に当てはまる部分はないか、ご自身の心と対話しながら読み進んでください。

誰しもが陥りやすい6つの認知の歪《ゆが》み

●両極端に考えすぎ

何でも白か黒か、良いか悪いか、両極端に考えて決めつけてしまっていませんか。たとえば、上司から、「プレゼン資料をもうちょっと練り直すように」と指摘を受けると、「どうせ俺はがんばっても陳腐な資料しか作れない」とか「こんな資料は作っても意味がなかったんだ」などと決めつけてしまう人がいます。そうすると次から企画書を書くのがさらに億劫《おっくう》になり、作業が進まず、先送りを繰り返してしまうのです。

●他人の心を深読みしすぎ

他人の心の中なんて簡単にわかるはずはないのに、勝手に深読みしすぎている場合があります。上司がちょっと眉をひそめただけで、「もっといい提案書を出さないと怒られるに違いない」とか「私の業績に不満だということを伝えたいんだろう」などと深読みしすぎてしまい、そのプレッシャーで仕事が前に進まなくなるわけです。

●未来のことを先読みしすぎ

神様でもない限り、未来のことなんてはっきりわかるわけがないのに、先読みしすぎてしまう人もいます。何の根拠もないのに「プレゼンでこんな提案をしたら、みんなの笑いものになるに違いない」とか「大事な会議があるのに、風邪をひいたりしないだろうか」などと未来のことをあれこれと先読みしてしまうと、心配事が増えるばかりで、やはり作業が進まなくなります。

●やるべきことを決めつけすぎ

やるべきことを決めつけてしまうと、柔軟に対応できなくなり、結局は先送りグセを悪化させます。たとえば、企画書は独創的なものが理想的だというのは確かですが、「企画書は独創的でなければならないものだ」とか「誰かがやったことがある企画なんて絶対にダメだ」と決めつけてしまうと、ハードルが高すぎて作業が進みません。現実には、独創的ではなくても期限に間に合えばそれでいい場合も少なくありません。なのに、決めつけるクセがついてしまうと、ほぼ例外なく、先送りを繰り返してしまいます。

●レッテルを貼りすぎ

人間は誰しも、「自分はこんな人間だ」「あの人はこういう人だ」といった決めつけをします。これはメンタル医学では「レッテルを貼る」と呼ばれ、自分で貼ったレッテルに囚われすぎると、先送りグセが悪化します。「自分は新規のお客さんを開拓するのが苦手なタイプだ」とか「上司は、完璧な報告書を出さないと激怒する人だ」などとレッテルを貼ると、それがブレーキになってしまって仕事はますます進みません。

●マイナス思考で考えすぎ

何事にも良い面と悪い面があるものですが、悪い面ばかりを考えてしまうと、良い面が見えなくなってしまいます。仕事をしていても、悪い面ばかりに目が行くと、作業が前に進みません。たとえば、ちょっと上司に冷たくされたときに、本当はただ忙しかっただけかもしれないのに、「自分には期待していないからあんな態度をとるんだ」とか「営業成績が悪いからクビにしようとしているのかもしれない」などとマイナスに考えてしまうとキリがありません。

どうですか。いくつかは思い当たる項目があったはずです。大切なのは、あなた自身にもこうした認知の歪みがあることを知ることです。**人間の脳は、認知の歪みを完全になくすことはできませんが、認知の歪みのパターンを知っていれば、自分がこれに陥っていることに気づくことができます。**そうすれば、自分の意志で認知の歪みを大幅に小さく修正できるのです。

ですから、「仕事が思ったほど前に進まないな」と感じることがあったら、ご紹介した認知の歪みの6つのパターンを思い出し、自分がどれかに該当していないか、セルフチェックをしてください。このとき、無理にどれかひとつのパターンに当てはめる必要はありません。実際には、いくつかのパターンにまたがっているのが普通です。大切なのは、認知が歪んでしまっている現実に気づくことです。

実際、クリニックでは患者さんと対話しながら、認知の歪みをひとつひとつ指摘し、本人に気づいてもらうというプロセスを繰り返します。うつ病の患者さんは、発想を柔軟に変えることがとても苦手なのですが、それでも、ひとつひとつの事例に対して真正面から向き合えば、少しずつ認知の歪みは小さくなり、それに伴ってうつ病の症状も軽くなります。

うつ病の場合は、医師や臨床心理士などの専門家によるカウンセリングが不可欠ですが、病気でなければ、ご自分の力だけで認知の歪みを矯正することが十分に可能です。

実際、うつ病の治療に取り入れられている「コラム法」と呼ばれる方法を実践すると効率良く確実に先送りグセをなおせます。コラム法といっても、随筆のようなコラムを書くというわけではありませんのでご心配なく。決められたフォーマットに従って、思考の変化を記録していくものです。いわば思考のバランスシートと呼んでもいいでしょう。

コラム法は、元々は、うつ病の治療のために開発された方法ですが、私のクリニックでは一般の受験生に対してもコラム法を指導しています。その結果、やる気が出なくて勉強を先送りしてしまっていた受験生の先送りグセが、かなりなおっています。

コラム法で脳を切り替えよう！

では、「コラム法」のやり方を簡単に説明しておきましょう。次ページの図のように、フォーマットの枠の中に手順に従って書き入れていきます。

まず、**「状況」**の欄には、あなたが置かれている状況を簡潔に記します。

「先送りしたい気分」の欄には、作業を先送りしたいあなたの気分を100点満点で何点か、おおまかに点数をつけます。基準は、あなたがこれまで経験した中で最も強く先送りしたかった気分を100点としてください。

「自動思考」の欄には、自然に沸き上がってきた先送りしたい気分の元になる考えを簡潔に書いてください。**「反証」**の欄には、先ほど示した認知の歪みの6つのパターンを参考にして、先送りしたいという自動思考を否定する根拠をよく考えて書き入れます。**「適応的思考」**の欄には、反証を元に、先送りを否定する考えを簡潔に書きます。最後に、**「気分の変化」**の欄には適応的思考を導いた後に、もう一度、先送りしたい気分を１００点満点で採点し直します。

以上がコラム法の手順です。先送りをなくすという用途にアレンジしてありますが、全体としては、うつ病の治療に用いられているコラム法の手順とほとんど同じです。図に企画書を先送りしたくなる気分を治すコラム法の典型的な具体例を示しておきました。先送りしたい気分が心の中に沸き上がってきたら、この具体例をたたき台にして、書かれている文をご自分の状況にあわせてチョコチョコっと書き換えていただくだけで、誰でもすごく簡単にコラム法ができちゃいます。

コラム法の最大の長所は、何度か行うと、次第に認知の歪みを起こしにくい脳へと切り替わっていくことです。そうすると、先送りグセがなくなってくれるわけですが、同時に物事を客観的に捉えるクセもついてくれます。

それによって、逆境に陥っても合理的な行動をとれるようになるので、このこと自体もビジネスで成功を勝ち取るのに役立ってくれます。さらにうつ病の予防にも効果があるので、一石三鳥です。このようにメリットは大きいので、どなたも、最低でも10回くらいは実践してみることをおすすめします。

コラム法（時間管理能力）

1：状況 あなたが置かれている状況	明日までに企画書を書きあげないといけない
2：先送りしたい気分 （　　点／100点）	80点
3：自動思考 先送りしたい気分の元になる自然に湧き上がってきた考え	自分は発想力がない人間なので斬新さが求められる企画書なんて書けない
4：反証 先送りしたい自動思考を否定する根拠	発想力がまったくないわけではなく、作業をしていれば多少は新たな発想に巡りあうこともある。 斬新でない企画書を出している先輩も大勢いる。
5：適応的思考 反証を元にした先送りを否定する考え	平凡な内容でもいいから、とりあえず書けるところから企画書を書いたほうがいい。前にほめられた企画書を見直してみよう。
6：気分の変化 （　　点／100点）	40点

メソッド
3
「3つのC」で脳を強化！

「3つのC」がストレスに負けない脳をつくる

この章の最後にご紹介したいのは、あなたの脳が、根底から先送りグセをしない性質に変わる生き方の方針がメンタル医学の研究で見つかったということです。それは「レジリエンスを高める3つのC」と呼ばれ注目を集めています。

ここまで、認知の歪みが先送りグセを招くことを説明してきました。**実は、認知の歪みはストレスが高まると悪化する**ことが実証されています。うつ病の患者さんの場合、とりわけ認知の歪みが大きいのはこのためです。また、日常生活の中でも、ストレスが溜まると先送りグセが悪化するというのはどなたも思い当たるフシがあると思いますが、これもストレスで認知の歪みがひどくなることと関連しています。

逆に言えば、**ストレスに負けない強い脳に切り替えれば、うつ病にもなりにくいし、先送りもしにくくなる**ということです。

では、どうすれば、ストレスに負けないタフな脳に切り替えられるのでしょうか。その答えが、「レジリエンスを高める3つのC」なのです。これは、シカゴ大学のサルバドール・マッディ博士らが、20年近くにわたる調査結果を元に提唱しているものです。

「レジリエンス」とは困難な状況にも負けない精神力のことを指します。心の免疫力、いわゆる〝折れない心〟だと考えていただくとわかりやすいかもしれません。レジリエンスが高い人は、精神的に厳しい状況に追い込まれても、それに負けずにがんばり続けることができます。一方、レジリエンスが低い人は、ちょっとした挫折で心が折れてしまいます。

マッディ博士らは、アメリカのAT&Tという電話会社の傘下にあった事業会社の従業員を対象に調査を行いました。アメリカのAT&Tは、かつての日本の電電公社と同じように独占体制から自由競争になり、事業会社も厳しい競争にさらされて労働環境が悪化しました。また、リストラによる失業の不安から、従業員は精神的な負担も増加。その結果、うつ病を発症する人や、働く意欲を失ってメンタル面で不安定になってしまう人が増えました。ところが、なかには苦しい状況をバネにして成長できた人も少数ながらいたのです。

こうした大変な状況でうつになってしまったり、心が折れてしまう人と、反対に逆境をバネに成長できた人との差は何なのかを分析した結果、重要な要素としてキーワードが3つ見つかりました。

それが、Commitment、Control、そしてChallengeです。いずれも頭文字がCで始まるため、「3つのC」と呼ばれているわけです。

逆に言えば、普段から「3つのC」を心がけているとレジリエンスが高まり、逆境に負けにくい脳に切り替えることができるのです。このため、日本以上にドライで厳しい競争を強いられる米国のビジネスパーソンの間では、マッディ博士の理論は幅広く受け入れられています。

先送りグセをなおすためにも、「3つのC」をわかりやすく説明しておきましょう。

①Commitment：自分が積極的に関わっているか

Commitment（コミットメント）は直訳すると「関与」ですが、ニュアンスも含めて意訳すると、「自分がどれだけ主体的に関わるのか」といった意味です。

たとえば、職場のミーティングで、「このプロジェクトのリーダーを志願するヤツはいないか？」と上司に投げかけられたとき、うつむいて嵐が通り過ぎるのを待つ部下はコミットメントが低く、果敢に手を上げて「若輩者ですが、私にリーダーをやらせてください」と名乗り出る部下はコミットメントが高いといえます。

このように**何事に対しても積極的に関わろうとしていると、普段から心が鍛えられてレジリエンスが高まり、逆境に直面しても立ち向かうことができる**というわけです。

さらに、コミットメントが高くなると、先送りもしなくなってきます。ストレスに対処する力が強くなるので、現実をしっかりと直視できるようになるからです。不安なことにも真正面から取り組めば、先送りグセに逃げこむことはなくなるわけです。

また、裏を返せば、何でも人任せにする発想自体が、実は先送りを招いている元凶であるともいえます。

「私が企画書のアイデアを出さなくても、先輩がヒントをくれるかもしれない……」

「プレゼンの資料は、俺が今急いで作らなくても、土壇場になったら同僚が代わりに作ってくれるはず……」

このようにコミットメントが低い考え方が身にしみついていると、先送りグセは悪化するばかりです。

先送りする体質自体を改善しようと思ったら、まずは、何気ない日常生活から積極的に関わろうとする生き方に変えると、無理なくコミットメントを高められます。

たとえば、友人と飲もうという話になったとき、「どこの居酒屋にしようか?」と尋ねられたら、コミットメントを放棄して「任せるよ」と答えるのではなく、「この前、駅前にできた居酒屋にしよう」と積極的にコミットメントを発揮してください。

② Control:自分がコントロールできることか

Control(コントロール)という言葉を知らない人はいませんが、これはとても誤解されやすいので要注意です。自分をコントロールする力、あるいは周囲をコントロールする力という意味だと誤解している人が多いのですが、これは間違い。レジリエンスを高める効果があるのは、「自分がコントロールできることを見極め、それに意識を集中すること」なのです。

たとえば、職場のライバルと業績を競い合っているとします。ライバルが仕事をしくじれば、相対的にあなたが浮上して競争に勝てるので、ついついライバルの失敗を心の中で期待してしまうのが人情でしょう。

しかし、よく考えてみてください。ライバルが成功するか失敗するかは、あなたがまったくコントロールできないことです。そんなことに心を砕いていると、やがて心が疲弊し、レジリエンスが低下して、逆境に弱い脳になってしまうのです。

同じことが、先送りグセについても言えます。**何でも先送りする人は、心の中で自分がコントロールできないことに期待してしまっている**のです。

「今月の営業成績はかなり目標に遠いけれど、みんなも伸び悩んでくれたらいいな……。そうしたら僕だけ叱られることはない……」

「会社の都合でプレゼン自体が延期になってくれたらいいのになあ……。そうしたら、今からプレゼンの資料を準備しなくてもいい……」

心の奥底にこんな思いが潜んでいると、先送りグセに蝕《むしば》まれてしまうのです。

もちろん、あなたに同僚たちの営業成績を左右したり、あるいは、会社を意のままに動かしてプレゼンを延期させられる特殊な力があるなら話は別です。しかし、現実には、そんなコントロール能力はお持ちではないでしょう。

ならば、今からできるだけ多くの営業先を回るようにしたり、早めにプレゼンの資料作りにとりかかるというように、あなたがコントロールできることだけに意識を集中したほうが得策です。しかも、そういう合理的な発想に切り替えることでレジリエンスは高まり、タフな脳に作り変わってくれるのです。

③ Challenge：新しいことに挑戦しているか

普段から新しいことに挑戦し、自分自身を変えていこうとする人は、レジリエンスが強くなり、危機に陥っても立ち直ることができます。しかも、チャレンジ精神は、先送りグセをなおす効果も持っていることがわかっているのです。

カギを握っているのは、1章でも触れた脳の中にあるA10神経です。これは、快感物質であるドーパミンを分泌して行動を支配するものでしたね。**チャレンジ精神を発揮していると、A10神経がしっかりとドーパミンを出すため、快感の力**

をうまく引き出すことでストレスに強くなり、先送りもしなくなるわけです。

Ａ10神経がドーパミンを出して快感をもたらすのは、脳が認識している基準を現状が上回った場合に限られます。チャレンジ精神は、結果がダメで元々、うまく行けば基準を上回る目標に挑むものなので、ドーパミンが分泌される機会を増やします。

たとえば、企画書を書く場合、「失敗して上司に叱られたくない」という消極的な発想になると、脳の中では失敗しないということが基準として設定され、失敗しなければ基準通り、失敗すると基準を下回るという枠組みができあがります。

この場合は、失敗しなくても現状維持に過ぎず、もし失敗したら現状を下回ることになるので、いずれにしてもＡ10神経はドーパミンを出してくれません。このため、快感の力を利用できないので、ついつい先送りしてしまいます。

しかし、チャレンジ精神を発揮すると、Ａ10神経が働く枠組みは大きく変わります。

「ダメ元で、みんなに評価されるような企画書を目指したい」と考えると、失敗した場合が現状維持、もし成功したら現状を大きく上回ることになります。この場合は、成功すればA10神経はドーパミンを分泌してくれるので、脳は無意識のうちにこの快感を求めて作業を始めたくなるわけです。

このようにチャレンジ精神が力を発揮してくれるというのは、単なる精神論ではありません。A10神経による快感の力で脳機能を高め、先送りグセを根底から改善する効果が実際に脳の中で生じるのです。

コミットメント力を高める「コミット・プラスワン法」

「3つのCがストレスに強い脳を育てることはわかったけど、じゃあ、具体的に何をすればいいの？」

そう思われた方のために、これから「3つのC」のトレーニング法を紹介します。

まずは、コミットメント力の高め方についてです。

先ほど申し上げたように、コミットメントの力を高めれば、先送りをしない脳になるだけでなく、ピンチに強い、逆境を乗り越えられる脳にパワーアップできます。その一石二鳥ともいえる方法が「コミット・プラスワン法」です。

たとえば、「明日までにこれを100部コピーしておいてくれ」と上司から言われたとします。それを先送りしないために、コミットメントをそこにプラスワンしておくのです。

上司に命じられたまま、ただコピーするだけでは、コミットメントはきわめて低いですよね。そこで、自分で意図的にプラスワンのコミットメントを付け加えるのです。何かひと工夫するというイメージです。

・コピーしたものを分野別にまとめて配布する。
・命じられてはいないけれど、必要と思われるプラスワンのページを1枚だけ足す。
・会議の資料の1枚目に、「××についての資料何枚」など全体像がわかる表紙や目次をつける。

こうしたことを自主的に「プラスワン」すると、コミットメントが高まります。コピーに限らず、私たちの仕事の中には、誰にでもできる、ただ指示された通りやればいい「つまらない仕事」はたくさんあるものです。実際、コピー取りがつまらないと苦痛に感じている人は多いはずで、それでついつい先送りしたくなるものです。

でも、**先送りをしてしまう本質的な理由は、その仕事がつまらないからではなく、コミットメントが低くて〝やりがい〟を感じられないからなのです。**

そこで、自分から積極的な関わりをもって、わざとプラスワンのコミットメントを付け加えることが対策として有効なのです。こうしてコミットメントを高めれば、つまらないという気持ちが消えてなくなり、自然に先送りがなくなるというわけです。

仕事を前向きな気持ちでできる、先送りしなくなる、どんなことでも逆境に強いメンタリティが養われる……などなど、いいことづくめの方法ですから、実践することを強くおすすめします。

どんな職業でもつまらないと感じる仕事は少なからずあるはずです。そんな仕事に直面したら、必ず何かプラスワンのコミットメントができないか、常に考えを巡らす習慣を持ちましょう。

ここで、「プラスワンによって、仕事量が増えてしまうのでは？」と疑問を持った方は鋭いですね。

プラスワンの仕事を実行するわけですから、たしかにトータルの仕事量は増えます。でも、先送りは確実に減ります。なぜなら「脳がつまらない仕事を先送りする根本的な原因は、仕事量が多すぎるためではない」からです。

コピーの枚数が多いから先送りするのではなく、ルーティンワークはコミットメントが低いから先送りしてしまうのです。

とはいえプラスするコミットメントは「1」に留めてください。プラス10にしてしまったら、それこそすぐには取りかかれなくなってしまいます。脳をルーティンワークの苦痛から解放してあげるには、コミットメントは「プラスワン」で十分です。

コントロール力を高める「コントロール変換法」

自分がコントロールできないことは、たくさんあります。

たとえば、企画書を期限内に出すだけなら自分でコントロールできます。ところが、「ライバルよりも良い企画書を出そう」などと考えると、結果的に期限内に出せなくなるというのは、仕事の現場ではよくあることです。

「ライバルに勝つ」というのは相手があることなので、100％自分でコントロールできることではありません。それが脳を先送りに導く原動力になっているのです。

こうした問題を解決できるのが、すべて自分でコントロールできる目標に変換するということ。名づけて「コントロール変換法」です。

たとえば、企画書を自分とライバルが来週木曜日までに出すことになったら、ライバルに勝つという目標を、資料を期限の3日前までに10種類集めるという目標に変換するのです。企画書を作成するにあたって資料は大事ですから、結果としていいものができるはずですよね。

3日前までに10種類集めるのは100％自分でコントロールできることです。一方で、ライバルに勝つことに意識を向けてしまうと、コントロールが低いため、先送りしてしまいます。

そこで、本当の目的はライバルに勝つためであっても、目標を自分が100％コントロールできることに変換するのです。そして変換した新たな目標に意識をフォーカスして、確実にそれを達成していくというわけです。

同様に、「営業の成績を上げる」というのも、確実に自分自身でコントロールできることではありません。でも、「新規顧客に提案する資料を充実させる」といった目標に変換したら、自分でコントロールが可能になりますよね。

そもそも、営業成績は自分で完全にコントロールできることではありません。これは当然で、営業成績を最終的に決めるのはすべて顧客、つまり他者だからです。

だから目的が営業成績を上げることなら、それを達成するために必要な、コントロールできる目標に変換する必要があるのです。

といっても、決して難しいことではありません。たとえば顧客100人に直接電話をかける。これは100%コントロールできることですよね。100人が物理的にできないなら30人や20人に設定すればいいのです。

私は営業の方たちを集めた講演で、営業成績のアップに役立つ方法としてこの「3つのC」の話をよくしますが、具体的に顧客100人に直接電話をかけるといったことは、営業成績の高い人はすでにやっています。でも、私の講演を聞いてくださった方から、この話が役に立ったというメールやお手紙をよくいただきます。なぜなら、同じことをやるにしても、知らずにやるのと、コントロール力を高める効果があることと知ったうえでやるのとでは大きな差があるからです。

実際、「今までやってきた仕事の習慣のなかで、コントロールできない部分はなくして、コントロールできる項目を細かく増やしていったら、営業成績がますますアップしました」という嬉しいお便りもいただいたことがあります。

どんな職業でも、コントロールできない目標をコントロールできることに変換できることは無限にあります。たとえ小さなことでも、1個1個、自分がコントロールできる要素を増やしていくと、結果として獲得できる仕事の業績は、間違いなく上がるはずです。ぜひ、あなたも取り入れてください。

チャレンジ力を高める「ドリーム念仏法」

先ほど説明したように、チャレンジ精神は、「失敗したら困る」と物事を消極的に考えるのではなく、「ダメ元で成功に挑戦する」という前向きな発想になってA10神経がドーパミンを分泌するため、先送りもなくなります。

しかし、締め切りの期限に間に合わせるというのは、それ自体、チャレンジ精神がわかない構造になっています。だって、期限に間に合わせるのは当たり前で、遅れたら大失敗……。こうした消極的な目標になっていることがチャレンジ精神を奪い、結果として先送りを生み出してしまっているのです。私はこれを、「締め切りのワナ」と呼んでいます。実際、多くの方が締め切りのワナにはまってしまって、先送りを繰り返しています。

これを打開するには、もっと大きな視野に立ってチャレンジ精神を奮い立たせる必要があります。それを実現するのが「ドリーム念仏法」です。

たとえば、「会社で昇進したいな……」という夢（ドリーム）を持っている人は多いと思います。そんな場合は、昇進を明確な目標として意識すれば、脳の中はチャレンジ精神で満たされます。

では、目の前に迫っている企画書の提出期限に遅れてしまうような人が昇進に値する人物だと言えるでしょうか。そんなことはありえないですね。だから昇進を意識するだけで、先送りは自動的になくなる方向に脳は変化しようとします。

とはいえ、頭の中でぼんやりと夢を描くことはできても、明確な目標として意識するのは簡単なことではありません。だから、何か先送りしそうになったら、頭の中で「昇進する」「昇進する」「昇進する」と、夢を念仏のように何度も唱えるのです。そうすれば、脳内でチャレンジ精神が湧き上がり、締め切りのワナから開放されるので、先送りがなくなります。私はこれを「ドリーム念仏法」と名付けました。

実は、この方法は、クリニックでやる気の出ない受験生のカウンセリングをしている中で見つけ出したものです。

目標は東大に合格することなのに、毎日の予習復習をついつい先送りしてしまう受験生がいました。そこで、勉強を先送りしたくなったら、「東大合格」「東大合格」「東大合格」と、夢を念仏のように唱える習慣を身につけるようにアドバイスしたのです。そうしたらチャレンジ精神の効果が生まれ、予習復習の先送りがピタリとなくなり、結局、東大にも合格しました。

もちろん、「ドリーム念仏法」は受験生でなくても役立ちます。ぜひ、実践してみてください。

迷ったときは、「3つのC」を選択しよう

「3つのC」の力を高める脳のトレーニング法をそれぞれ紹介しましたが、大切なのは一つ一つトライしてみることです。その積み重ねで、あなたの先送りグセをなくすことができます。

「迷ったときは、3つのC！」これは私が作った座右の銘です。実際、私自身は、いつも頭の片隅にこの言葉を置きながら仕事をしています。

私たちは、自覚していないだけで、朝から夜まで無数の決断を迫られています。そんなとき、私はCommitment、Control、Challengeを基準にして決断を下すようにしているのです。

たとえば、朝、街角を歩いているときに、お世話になっている方がちょっと離れた場所にいるのを見かけたとします。駆け寄って挨拶をするべきか、そのまま通り過ぎるのか、一瞬、迷います。そんなときに思い出すのは、「迷ったときは、

3つのC!」。

駆け寄って挨拶したほうが、Commitment も Control も Challenge も、いずれも高いのは間違いありませんね。かくして、その人のところまでダッシュ!

挨拶なんて、些細なことかもしれません。しかし、こうした判断を下す機会は、次から次へと訪れます。その積み重ねが、私の人生を形作ってくれています。

「迷ったときは、3つのC!」

あなたの決断の指針としても、ぜひ取り入れてください。

先送りグセが消えてなくなると同時に、やがてタフな精神力が身につき、社会的な成功と充実した人生を手に入れるのに必ず役立つはずだと確信しています。

3章

あなたの悩みに効く
脳の使い方

――［症状別］10の処方箋

ここまで、脳科学とメンタル医学を応用して、先送りしてしまう脳のクセをなおす方法を体系的に解説してきました。ご紹介した方法を確実に実践していただければ、あなたの脳に染み付いた先送りグセを一掃し、思い通りの人生を歩むことができる、強い脳を手に入れることが可能になると私は確信しています。

とはいえ、先送りグセには、いろいろな状況があります。そこで、ここからは、みなさん個々人の悩みにお答えする形で、それぞれの症状にぴったり合ったアドバイスをご紹介しようと思います。

代表的なものを集めたので、ご自身の悩みに似た事例がおそらくいくつも登場するはずです。悩んでいるのはあなただけではありません。ぜひ一緒にアドバイスに耳を傾けてください。くれぐれも、「みんな同じようなことで悩んでいるんだ……、じゃあ、自分もこのままで大丈夫かも……」と安心してしまわないように、気をつけてくださいね。

症状1

いつも待ち合わせ時刻に遅れそうになる

↓

タイプ③

人を待たせる人は、自分の時間もコントロールできない

「待ち合わせ場所には、遅くとも5分前には到着したいと思っているのに、いつもギリギリになってしまいます。遅刻しそうになってイライラしてストレスを溜めて損しているのは自分でも分かっているのに、どうしても5分前行動ができません……」

このお悩みは1章の「なんとかなるさ脳」が当てはまりますね。

他人と待ち合わせをするとき、人間は脳の中で、無意識のうちに大雑把な見当をつけています。たとえば、2時間後に取引先のオフィスに出向かなければなら

ないとき、移動時間はこれくらいで、その前にこれだけの仕事は片付けて……、といったことを無意識のうちに脳が計算しているのです。

通常は特に意識をしなくても、脳の中でこうした見当をつけることができているのですが、こういう能力が発達していない人もいます。この場合、時間通りに到着できないのですが、目的地に早く行きすぎるということはほぼありません。そういう人は、大体、遅れてしまうものです。

そうなってしまう理由は、早く到着しすぎて時間を無駄にしたくないという思いが、無意識のうちに「まだまだ間に合うはずだ」と認識を歪ませるからです。

こうした悪いクセをなおすためには、大雑把に見当をつけることによって時間を管理するというやり方自体を止めなければなりません。具体的に言えば、行動計画を細かく行うということに尽きます。

実際、私自身も、決して遅刻をしてはいけない場合は、時間管理を細かくしています。たとえば、人間情報学会の理事会の場合は、私が最もぺーぺーの理事なので、重鎮の先生方をお待たせするわけにはいきません。そこで理事会の日は、こんなふうに時間を遡《さかのぼ》りながら管理しています。

重要な予定　18時30分から有楽町の学会本部で理事会
↓　18時05分、本郷三丁目駅発。18時20分、有楽町駅着。
↓　17時55分にクリニックを出る。
遡って決めた予定　17時30分から17時55分まで、時間調整を兼ねて執筆にあてる。
クリニックの診療予約は、17時30分までしか受け付けない。

このやり方を実践すれば、どんなに時間の見当をつけるのが苦手な人でも、遅刻することはありません。

ポイントは、2つあります。1つは、遅刻が許されない予定から、時間を逆に遡りながら計画を細かく設定すること。そしてもうひとつは、その中に必ず時間調整が可能な予定を最低ひとつは入れておくことです。私の例で言えば、執筆がこれにあたります。

診療は自分一人で行うものではありません。患者さんの病状によっては、思いがけず時間がかかってしまうこともあります。そんな場合は、**自分だけの都合で時間を調整できるクッションの役割を果たせる予定を組み入れておくこと**が必要なのです。

さらに、こうした時間管理はスマホのカレンダー機能を使えば、ものすごく便利です。私は予定した時間が来れば、自動的にスマホがアラームを鳴らしてくれるように設定しています。そうすれば、診療や執筆に没頭していても、スケジュールを忘れることはありません。

処方箋１

待ち合わせ時刻から逆算して、細かい行動計画を作る

症状2 スッキリと起きられず、時間ギリギリまで寝てしまう

↓

タイプ①③

残念な睡眠スタイルは脳にもダメージを与える

「仕事が忙しくて睡眠不足。平日はいつもギリギリまで寝て、何とか起きて会社に行くという毎日です。休日の二度寝が何よりの幸せ。でも、こんな生活はきっと身体や脳によくないんですよね?」

私が出演しているラジオの健康コーナーには、こういったご質問をよくいただきます。おそらく、先送りしてしまう人のほとんどが思い当たることかもしれません。ウイークデーは慢性的な睡眠不足……。ギリギリまで眠って、飛び起きる……。その分、休日は昼まで眠る……。

こんなことがよくないというのは医者の私がしたり顔で言うまでもなく、どなたも体験の中で自覚されていることでしょう。しかし、医学的に見て人体で何か起こるから、どうよくないのかを具体的にわかっている方はごく少数だと思います。

多くの方がやってしまっている**残念な睡眠スタイルの最大の問題点は、起床の仕方が脳にダメージを与えていることです。**

朝起きるのが、しんどいな……、つらいな……と感じている方は多いと思いますが、実際、脳にとって休んでいる睡眠状態から活発に働く覚醒状態に移行する起床は、医学的にも一日24時間の中で最も過酷な瞬間だといえるのです。

幕末にペリーが来航し、太平の眠りから覚めた江戸幕府は大混乱に陥りました。起床するときの脳は、これに似たような状況に置かれるのです。

寝ているとき、脳は外界と交流を持たず、まさしく鎖国状態なので楽ちんです。しかし、起床すると一転して外界の刺激が脳に押し寄せてきます。これは、脳の神経細胞にとって大きな負荷となるのです。

もちろん起床するのが過酷だからといって、一生、寝続けているわけにはいきません。そこで人体は、起きるためのホルモンを用意しました。それがコルチゾールです。腎臓の上にくっついている副腎という器官から分泌されるホルモンで、これが過酷な環境に置かれる脳を一時的に守る働きをしてくれるのです。

人体のすごいところは、コルチゾールが起きてから分泌されるのではなく、起きる直前に前もって分泌させることです。こうして覚醒の過酷な瞬間に脳を守ってくれるメカニズムができあがっているわけです。

しかし、これは毎日、同じ時刻に起きることが前提になっています。**いつも同じ時刻に起きている場合に限り、もうすぐいつもの起床時間だからコルチゾールを分泌しよう、と脳が判断できる**わけです。

ですから、週末だからといって、朝寝坊に合わせてコルチゾールの分泌を遅らせるということはできません。副腎はいつもと同じ時刻にコルチゾールの分泌を開始します。にもかかわらず朝寝坊をしていると、コルチゾールと脳の状態がちぐはぐなタイミングになってしまいます。その結果、週末に昼まで寝ていると、せっかく長時間眠ったのに、頭が重くて、かえって脳の調子が悪くなってしまうわけです。

さらに、週末に遅くまで寝ていると、今度は月曜日の朝が来ても、人体は週末と同じタイミングでコルチゾールを出そうとします。にもかかわらず、仕事に合わせて朝早く起きるのですが、コルチゾールがまだ分泌されないので、脳が働きにくいのです。こうして、午前中はあくびばっかりになってしまいます。

こんなことにならないように、起きる時刻は常に一定にすべきなのです。理想的には、ウイークデーも週末も同じタイミングで眠り、同じタイミングで起床するのが一番です。それでも、どうしても週末にたっぷり眠りたければ、早く眠っていつもと同じ時刻に起きるようにすれば、脳への負担は少なくて済みます。

朝の光が覚醒ホルモンを目覚めさせる

朝、起きるのが苦手な人には、光を浴びることをおすすめします。もともと人体は、朝になると太陽の光で目を覚ましていました。**光を浴びると、脳内は睡眠ホルモンのメラトニンから、覚醒状態に必要なセロトニンに切り替わる**のです。これによって、脳は覚醒にいざなわれるという仕組みです。

現代人の場合は、光ではなく目覚まし時計の音で起きる場合が多いのですが、これは本来の人体の生理から外れています。だからこれほど多くの人が、朝の起床に苦しむことになってしまったわけです。

本当はカーテンを開けっぱなしにして寝て、朝日の力を借りて目を覚ますのが理想的です。でも、防犯上、心配が残りますし、日の出と起床時刻が必ずしも一致するとは限りません。

そこで、私がおすすめしているのが、照明が顔に当たるように設置し、電源のタイマーを使って起きる時刻の20分ほど前にスイッチが入るようにしておくことです。こうすれば、脳内ではメラトニンからセロトニンに切り替わるので、目覚めが格段によくなります。

もちろん、光の場合は確実に起きられるわけではないので、念のため目覚まし時計も用意しますが、仮に目覚まし時計で起きることになっても、すでに脳内では起きる準備が整っているので、気持ちよく起きられます。最近では、時間が来れば明るくなる専用の光目覚まし時計も販売されていますが、少し値段が高いのが難点です。電源タイマーだったら、オンラインショップや電気店などで、もっと手頃な値段で手に入ります。

実は私は、中学生のころから40年以上もこのやり方で起床しています。もともと私は、朝起きるのが大の苦手でしたが、このやり方で心地よく目覚められるようになりました。

「吉田たかよしプラス」という早朝のラジオ番組に出演していたときは、午前3時に起床する毎日でしたが、この方式ならそんなに苦もなく起きられました。寝起きの悪さに悩んでいる人は、ぜひ試してみてください。

処方箋2

ホルモンの働きを促すことで、脳をしっかり目覚めさせる

症状3　苦手意識が邪魔して、スタートが遅れる

タイプ④

無駄になるかも…という不安感が先送りを招く

「がんばってこの企画書を書いたところで、どうせボツになるかもしれない……と思うと、いいアイデアも浮かびません。モチベーションもあがらなくて、いつも期限先送りになってそのときに思いついたものを仕方なく出している感じです」

これは、1章で紹介した「ネガティブ脳」の例です。「スモールいいね！法」や「デブリーフィング法」が有効ですが、ここでは別のアドバイスをしましょう。

人間の脳は実によくできていますが、もちろん完璧ではありません。残念ながら欠点もたくさんあるのですが、その中でも最たるものが、直感で確率を扱うの

が苦手だということです。確実に自分のためになることであればがんばれるのに、無駄になるかもしれないと思った途端に先送りしたくなるというのは、どなたも日常的に感じているはずです。この根本的な原因が、私たちの脳が直感で確率を扱うのを苦手にしていることにあるのです。

次の2つのケースを比較してください。

ケースA：確実に1万円もらえる。

ケースB：確率95％で1万1千円もらえるが、確率5％で何ももらえない。

あなたは、どちらを選びますか？

論理的に考えれば、Bのほうが期待値は450円高いので有利なはずですが、実験を行うと、Aを選ぶ人が多いのです。こうした不合理な判断をしてしまうのは、人間の脳が、直感で確率を扱うことを苦手としているので、無意識のうちに不確実なものを避ける傾向があるからです。無駄になるかもしれないと思っただけで、途端に先送りしたくなるのは、脳が確率に対してこうした欠点を抱え込んでいることが原因なのです。

実は、こうした人間の脳の特徴は経済にも大きな影響を及ぼしています。こうした現象を世界ではじめて解明したのが、心理学者のカーネマン博士です。彼はこの業績が評価され、2002年のノーベル経済学賞に輝きました。心理学者がノーベル経済学賞をとったのは、もちろん前代未聞のことです。彼が切り開いた研究領域は行動経済学と呼ばれ、今では経済学を支える大きな柱となっています。

このように人間の脳は確率を直感的に扱うのを苦手にしているわけですから、不確実だということで先送り癖になってしまう場合は、何らかの形でこうした欠点を補わなければなりません。そのためにやるべきことは、頭を使って確率を論理的に考えるクセをつけるということです。

企画書を書いてもボツになるかもしれないからやる気が出ないとしたら、まず、企画書がボツになる確率を論理的に考えてみてください。そして、作業から得られる期待値を大雑把でいいので計算するのです。作業によって得られる期待値は、以下の式で表されます。

企画書によって得られる期待値
＝企画書が採用されたときの利益×採用される確率

たとえば、ボツになる確率が50％だったら、１００％採用される場合の半分の価値があるわけです。ですから、確実に採用される場合と同じ気持ちで作業にとりかかるのも合理的ではありませんが、まったく価値がないと思って先送りするのも適切な判断とは言えません。この場合、両者の中間に最適な判断があるはずです。

といっても、数学の試験問題ではないので、確率を正確に計算できるケースは決して多くありません。そんな場合は、だいたいどれくらいの確率か、大雑把に考えるだけで結構です。

そんなの見当もつかないという人は、次の5つのうちから、最も近いものを選んでください。①5％以下、②20％、③50％、④80％、⑤95％以上。やる気の程度を決めるだけなら、これくらいのおおまかな基準で十分です。

一口に「企画がボツになるかもしれない」と言っても、ボツになる確率が①と

⑤では、とるべき対処は全く異なります。もし確率が①なら、確実に採用される場合とほぼ同じ努力を払うべきです。一方、確率が⑤なら、先送りすることが、あなた自身のためになる適切な判断かもしれません。

ボツになるかもしれないという漠然とした状態から、とりあえず①から⑤までの五分割にするだけで、確率に真正面から向き合えます。こうした作業はさほど複雑ではなく、人間の脳の機能からすれば本来は意識しなくても直感でやれるはずなのですが、人間の脳はたまたま確率を不得意としているので、意識的に考えるというプロセスが必要となるわけです。

目に見えないものの利益を計算しよう

ただし、あなたがどれくらい労力をかけるべきかというのは、確率だけではなく、利益に確率をかけた期待値で判断すべきです。ボツになる確率が⑤であっても、成功した時の利益が大きければ、やはりがんばる価値はあるのです。

たとえば、企画書であれば、たとえ採用される確率が5％以下でも、気合いを入れて取り組むべきだという場合は、決して少なくありません。企画書を一枚書いて、あなたがどれくらい利益を得るのか、ちょっと試算してみましょう。

たとえば、企画書を1枚書いたらすぐに10万円もらえるとしたらどうでしょう。よほど高収入でお金が余っている人以外は、飛びつくはずです。

しかし、みなさんが気づいていないだけで、この程度の利益をもたらす企画書は、結構ザラにあるのです。

もちろん、画期的な企画書を書いたからといって、給料がその場で10万円増えるといっているのではありません。でも、気がついていないだけで、実質的にはそれと同じことが、あなたの身の回りでも現実に起こっているのです。

よく考えてください。企画書のおかげでちょっとだけ給料が増えたらどうでしょうか。企画書のおかげで昇進する確率が高くなったら、それだけで期待値としては給料が少し増えたのと同じです。さらに日本の会社の給与体系は、ベースアップが基本ですので、若い間にちょっとでも給料が増えたら、給料の増加分は定年まで毎月、加算され続けます。

人生トータルで考えれば、企画書で昇進する確率がほんの少し増えただけでも、その経済価値は軽く10万円を超える場合が少なくありません。場合によっては、企画書1枚が100万円くらいに化ける可能性もあるのです。

でも問題は、それが目に見えないことです。はっきりわからないので、がんばることの経済的価値に気がつくことができません。だから、いいやと思って先送りしてしまうわけです。

そんなことにならないよう、1つ1つの仕事に対して普段から確率と期待値を考える習慣をつけるべきです。それに基づいて、企画書を書いたら目の前で10万円を受け取るようなイメージトレーニングをするといいでしょう。途端に脳の中にやる気が目覚め、先送り癖が根本から吹っ飛ぶはずです。

処方箋3

5段階の確率論で考えて、最適なモチベーションを持とう

症状4 スケジューリングが苦手で、何事も先送りになる

タイプ①②③④

時間を高密度に使うには、スケジュールを細かく立てること

「時間管理をするためにスケジュールを立てるのが大事なのはよくわかります。でも、そんなことをしてもどうせ時間通りにはできないし……と思うと、なかなか実行できないんです」

脳のクセがどのタイプの方でも当てはまる質問です。

細かな時間管理は面倒だと思われるかもしれませんが、やってみると、メリットがあまりにも大きいので、慣れるとまったく煩わしさを感じなくなるはずです。

そのメリットは何かと言うと、時間を有効に使えて、一日がとても充実すると

いうこと。時間を高密度に使おうと思ったら、時間管理を高密度にしなければならないのです。

私は、一時期、自民党元幹事長の加藤紘一代議士の秘書をしていたのですが、その経験を通して、このことに気づきました。ある程度、大物の政治家になったら、予定を専門に扱うスケジューラーと呼ばれる秘書をつけています。加藤紘一代議士も、当時は政権与党の派閥の長を務め、総理になるかどうかと期待されていたため、やはり専属のスケジューラーがついていました。

私は、秘書になり、彼のスケジュールをはじめて見たときの驚きを今でも覚えています。スケジュールは全部分刻みです。下手すれば、30秒刻みということもあります。こうやって厳密に管理すれば、一日に20人くらいの要人と会談することも可能になるのです。私は、それまでの自分がいかに密度の低い時間の使い方をしていたか反省をしたものです。

時間を細かく管理していると、無駄になっている時間が一目瞭然に分かります。

私は第一秘書でしたが、それでも当時の加藤代議士はあまりに多忙で、国会の会期中は、直接話をする時間がなかなかとれません。結果として、夜中に代議士の自宅で待ち構えていて、本人が会合から帰ってきたところで報告。そのために私は自宅に帰れず泊まり込み――。こうしたことがたびたびありました。

これでは身がもたないと考えた私は、何とかして加藤代議士の分刻みのスケジュールに入り込む余地はないかとチェックしてみたところ、唯一、無駄になっている時間がありました。それが、事務所から国会までの移動時間です。

当時、加藤事務所は首相官邸の向かいのビルの8階にオフィスを構えていました。歩いても5分で到着するほどの距離ですが、やはり大物ですので道を歩くというわけにはいかず、わざわざ車を使っていました。オフィスを出てエレベーターで地下の駐車場まで降りるのに3分、車に乗り込んで国会議事堂の車寄せまで移動するのに5分、車を降りてから本会議場まで歩くのに3分。この時間が無駄になっていることに気づいたのです。

これだけの時間があれば、工夫すれば3つくらいの案件は報告や決済を得られます。そこで、案件ごとに簡潔なレジュメを作りました。さらに、それぞれを大きな字でA4一枚の紙にまとめたものを準備し、それを見せながら報告をしたのです。一緒にエレベーターを下りながら1つめの案件を片づけ、車に一緒に乗り込んで、私は後部座席の右側に座りながら2つめの案件を片づけ、車を降りてから国会の赤絨毯を一緒に歩いて最後の案件を片づけ、本会議場の入り口で「いってらっしゃ〜い」と声をかけて別れるというのが日課でした。

もちろん、国会は番記者が大勢いるので、聞かれてもいい話しかできないなど制約はあるのですが、これによって私は自宅に帰れるようになりました。夜中に自宅の風呂に入れるというのは天国のような心地で、スケジュールを細かく行うことのメリットを肌身で感じていました。議員秘書を辞めた現在でも、細かく時間を管理する習慣だけは続けています。

ただし、誤解してほしくないのは、「あれもやろう！」「これもやろう！」と、ただやみくもに**スケジュールを増やせばそれでいいというわけではない**ということです。

細かく時間を管理する本当のねらいは、むしろ正反対のことにあります。**無駄**

な予定をリストラすることこそが、細かな時間管理の最大の目的だと私は考えています。

やりたいことをやるために下位2割をリストラする

一日は、どなたにとっても24時間であることに変わりはありません。どんなにあがいたところで、一日は1分どころか1秒だって増えません。大切なのは、みんなに等しく与えられた24時間をいかに最適にそれぞれの作業に割り当てていくかです。そのために最も力を入れたいのが、必要性の低い予定をリストラすることなのです。

私たちの予定には100%無駄なものはありません。ぼーっとしている時間は脳の休息に役立っているし、同僚と世間話をしているときもコミュニケーションの円滑化に役立っています。だからこそ、予定のリストラは性根を入れてとりかからないと、まったく前には進みません。

私がおすすめしている予定のリストラ法は、次のようなものです。A4の紙を用意し、中央に縦の線を引きます。そして一日のスケジュールの項目を左側に箇条書きにします。そして右側には、現在は取り組めていないものの、やったほうがよいと考える行動を思いつくまま箇条書きにしていきます。こうすれば、一日のスケジュールの現状と理想が一覧できるバランスシートのようなものが完成します。

これをもとに、いよいよリストラの作業開始です。

左側に書き出した現状のスケジュールの中で、必要度の低い項目を2割、選んでください。それを右側に書き出したやりたい項目の中で優先順位の高いものと入れ替えるのです。

このとき重要なのは、リストラする2割の項目と、その代わりに入れる新たな項目とを比較しないということです。すでに日常的に行っていることは、惰性になっているので、まだやっていないことよりは重要に感じるものです。だから、大切に感じる順番に予定を組むという当たり前のことをしていたら、いつまでたってもスケジュールの体質は改善しません。ですから、**やりたいことを実行するためには、現状の予定の中で、下位の2割は有無を言わさずリストラする**のがポイントです。

もし、リストラした予定が本当に必要なものであれば、次回の見直しのときに復活させればいいのです。私の経験上、実際、これまでリストラした予定の半分は、結局、復活させることになっています。

しかし、注目していただきたいのは、残り半分は永久に復活することがなかったということです。いざやめてみると、実際には何の支障もないことが、普段のスケジュールの中にかなりたくさん紛れ込んでいたのです。

たとえば、かつての私は、朝、起きたら、必ず真っ先にグーグルのサイトを開き、最新ニュースをチェックするのが日課でした。しかし、いざやめてみると、今の私の仕事には、何の差しさわりもありません。ニュースのチェックは、仕事の合間で十分です。つまり、起床後に行うのは、まったく無駄とは言わないものの、必要度はかなり低かったわけです。

よく考えると、私がこうした無駄を抱え込んだのには理由がありました。議員秘書時代は、早朝のニュースチェックが欠かせません。政局に動きがあれば、官庁の始業時間より前に手を打たなければ手遅れになってしまうかもしれないからです。

ところが、現在の私は、医療と研究が仕事の中心となったので、早朝にテレビやラジオに出演するとき以外は、ニュースにタイムリーに反応する必要がなくなっていたのです。ところが、議員秘書時代に身についた生活習慣がそのまま残っていて、状況の変化にスケジュールが追いついていなかったわけです。

同じような落とし穴は、きっとあなたの生活の中にもあるはずです。ぜひ、スケジュールのリストラを断行し、現在の状況に合わせる形であなたのスケジュールをアップデートしてください。

処方箋4

スケジュールの組み替えで、本当にやりたいことを実行する

症状5

〝すぐやる人〟になれず、つい先送りしてしまう

↓ タイプ②③

何でも〝すぐやる人〟が正しいわけではない

「何でも〝すぐやる人〟になりたいです……。それなのに、いくら努力しても、次から次へと先送りしてしまう癖がついていて、気がついたらいつも先送りになってしまいます。そんな自分が、嫌で嫌で仕方ありません。どうしたらいいのでしょうか。」

何でもすぐやる、どんな用件もすぐに行う。たしかにそれは立派なことですが、かといって何でもすぐにやることがベストだというわけでもありません。現実には先送りすべきことがたくさんあるのです。

私自身も、先送りしたほうがいいのに、それができず、以前は随分と時間を無駄にしました。それは、たとえばテレビ出演の準備です。

最近はテレビに出演させていただく機会も増えましたが、テレビの出演は二段階のプロセスで決まる仕組みになっています。まず、テレビ局から所属しているプロダクションに出演依頼が来るのですが、この段階ではまだ「仮の出演依頼」の扱いです。それが収録日の2週間くらい前になって本決まりになります。

もちろん、出演しただけで視聴率が跳ね上がるごく一部の一流芸能人の場合は、はじめから本決まりになります。しかし、残念ながら私を含め大半の出演者は、後から一流芸能人の出演が決まったら、「悪いけど、今回の出演依頼は白紙に戻したい」と言われる場合も少なくありません。「仮の出演依頼」であっても依頼が来るようになったというのは私にとって大きな進歩ですが、「仮の出演依頼」で終わってしまうこともあるというのは大きな課題でもありました。

この「仮の出演依頼」によって、私は多くの時間をロスしていました。というのも、以前は「仮の出演依頼」が来ると、大喜びで出演の準備を始めていたのです。テーマに関連した論文を集めたり、過去のＶＴＲをチェックしたり、やることは色々あります。しかし、出演がなくなったら、こうした準備はすべてが無駄になってしまうわけです。本当なら、テレビ番組への準備は、出演が本決まりになってから始めるべきだったのですが、出たがりの私は喜びが優先してしまい、今やるべきことかどうかという判断が抜け落ちてしまっていたのです。

このように何でもすぐにやればいいという問題ではありません。物事には、やるのに最もよいタイミングがあるのです。ですから、そのタイミングまで先送りするのが最も賢明なやり方です。この場合は、望ましい、よい先送りだと言えます。

しかし、現実には、ベストタイミングが今この瞬間だから、すぐにやったほうがいいのに、やる気が出ず現実逃避でついつい先送りしてしまう場合の方が多いでしょう。こちらは、悪い先送りだと言えます。

世の中にはあまりにも悪い先送りが多いので、よい先送りまで悪者扱いされてしまうこともあります。よい先送りにとっては、冤罪《えんざい》だといってもいいでしょう。

よい先送りと悪い先送りを自分で見極める簡単なコツ

では、よい先送りの冤罪をなくすにはどうしたらいいでしょうか。私は簡単な方法で一気に解決できました。それは、先送りするときに、いつ取りかかるのか、いつまで先送りするのか、期日を明確にするということです。

たとえば、先ほどの出演の準備については、「仮の出演依頼が本決まりになった瞬間」まで先送りするのがベストです。あるいは、資料が届いていなくて今から企画書を書き始めると効率が悪い場合は、「資料が届く明後日の午後1時まで先送りする」と決めておくのです。このように、先送りする場合は、1時間後なのか、1週間後なのか、1年後なのか、いつまで先送りするのか、必ず期日を明確にする習慣を身につけておきましょう。

単に現実逃避のために先送りする場合は、先送りすることが合理的だと言える期日が設定できません。だから、やる気がでないだけで現実逃避しようとしていることに自分で気づけます。

こうした期日を設定する先送りにピッタリのアイテムが、本書で何度も登場しているスマホのカレンダー機能です。たとえば私が使っているグーグルの予定表ではＴｏＤｏリストは簡単に期限を設定できるようになっていて、しかもスケジュールの画面に自動的に表示されます。日をまたぐ先送りには、決定的に便利です。

１時間後に先送り、３時間後に先送りといった具合に、その日の中で先送りする場合は、ＴｏＤｏリストではなく、グーグルの予定表の機能を使ったほうが便利です。私は「その日のやることリスト」というカレンダーを作り、時刻が来たらパソコンやスマートフォンに表示されるようにしています。こうすれば、確実に思い出せます。

やってみると実感できますが、このように期日を決めて先送りすると、実に清々しい気分になれるのも大きなメリットです。

普通は先送りすると、何ともいえない嫌な気分になるものですね。これは、脳が仕事から現実逃避をしていると判断し、後ろめたい気持ちを作り出すためです。しかし、**先送りする期日を定めれば、それは逃げの先送りではなく、攻めの先送りであることが脳にもはっきりわかります。このため、ネガティブな気分にはなりません。**

また、グーグルを使うなどして先送りした期日になると確実に思い出せるようにしておくと、さらにもうひとつのメリットが生じます。それは、その瞬間まできれいサッパリ忘れることができることです。

期限を定めずに先送りをすると、心の片隅にいつも先送りしたことが残ります。これが嫌な感情を作り出すことは、みなさん実感がありますよね。

そのときの脳の状態に注目してみると、実はその嫌な感情が脳機能に制約を与えて、それ以外の作業を進みにくくしていることがわかります。脳は先送りしたことを忘れては一大事だと判断し、忘れないように常に意識に残し続けようとします。こうした作業で脳のワーキングメモリーと呼ばれる機能が使われるので、それ以外の作業が進みにくくなるというわけです。

しかし、先送りした期日になればパソコンやスマートフォンが確実に思い出させてくれるということを脳が認識すると、安心して忘れることができます。こうして先送りした期日が来るまで、他の作業に専念できるわけです。

積極的な人生を歩むためにも、このような〝攻めの先送り〟を使いこなす能力を身につけましょう。

処方箋5

スマホを賢く活用して、今やるべきことに集中する！

症状 6

なかなかやる気が出なくて先延ばしにする

↓

タイプ①

やる気のムラはコントロールできる

「気分のムラが激しくて、やる気が出ないときは全然ダメ。いつも期限先送りにならないと、やる気が出ないんです。どうすればコンスタントに仕事ができるでしょうか？」

やる気を出す方法として最も効果的なのは、1章で「めんどくさ脳」の解決策として紹介した「お試し5分法」です。

ここでは、どうしてこの方法が効果があるのか、どのように実践すればいいのか、もう少し詳しくご紹介しましょう。

資料集めでも企画書を書く場合であっても、いったん作業を始めると、作業をしていることによって脳内のやる気の中枢が興奮状態になります。これによって、やる気が後から高まってくるのです。これが、作業興奮と呼ばれる現象です。

実は作業興奮も、脳を効率よく働かせるための本能的な工夫なのです。その理由は、パソコンと比較するとよくわかります。

節電のためには、パソコンの電源を頻繁にオンオフさせてはいけないというのは、震災で電力需給が逼迫して以来、常識になっていますね。電源を立ち上げるのに大量の電力を消費するので、ちょっと席を離れるような場合は、電源を落とさずにスリープの状態にしておいた方が節電に役立ちます。

人間の脳にも、これと同じ仕組みが備わっています。作業を始めたり止めたりを繰り返すと、作業がそれほど進まない割に、エネルギー源であるグルコースや情報伝達に必要な脳内ホルモンを大量に消費してしまいます。これを放置していたら、厳しい大自然の中で私たちは生き残れなかったでしょう。

そこで、パソコンの節電術と同じように、人間の脳でもいったん作業を始めたら、できるだけ続けるように促す仕組みが発達しました。それが作業興奮だと考えられるのです。

この作業興奮を、やる気のコントロールにも使おうというのが「お試し5分法」です。

どんなにやる気が出なくても、5分間くらいなら我慢できるでしょう。その結果、作業を行っている間に作業興奮の仕組みが働いてやる気が出てきたらしめたものです。

一方、5分間作業を行ってもやる気が出ない場合は、きっぱりやめること。他の作業をするなり、しばらく休むなりしたほうが、脳にとっては望ましいのです。

「やる気」は脳のコンディションを読み取るバロメーター

自分の筋肉や関節が傷んだら、私たちは痛みという形でそれを知ることができます。そうしたら、痛んでいる筋肉や関節を使うのを、一時的に見合わせますね。こうして筋肉や関節が決定的に壊れてしまうのを回避しながら、上手に使いこなす事ができるわけです。

ところが、脳の場合は、コンディションを直接知覚する神経系がほとんど発達していません。このため、脳の調子が悪くても、痛みとして感じることはできないのです。

もちろん、頭痛がすることはあります。しかし、これは脳自体が痛んでいるのではありません。クモ膜下出血のように脳を包む膜が痛んでいるか、偏頭痛のように脳に通っている血管の壁が傷んでいるかのどちらかです。脳自体には痛みを伝える手段がないため、脳梗塞の多くは痛みを伴わず、これによって見落としてしまって治療が遅れるのです。

日常の中でも、ここぞというやる気を出さなくてはいけないシーンは意外とあるものです。そんなときは、脳のコンディションを読み取るバロメーターとしてご自分のやる気に注目してください。

痛みと比べれば、はるかに漠然とした心もとないサインですが、注意深く読み取ると、自分の脳のコンディションが見えてきます。

特に極端にやる気が出ないときは、何らかの異常を伝える脳からのＳＯＳサインかもしれません。見落とすことがないよう大切に扱いたいものです。

処方箋6

「お試し5分法」で、脳のコンディションを見極めよ

症状7

雑務が多すぎて、溜め込んでしまう

↓

タイプ①②③④

「まとめて一気に」は雑務処理の鉄則

「経費の精算などの雑務がたくさんあって、その処理にすごく時間をとられてしまいます。いつも、期限先送りまでため込んで一気にバーッと片づけているのですが、もっといいやり方はないでしょうか？」

経費の精算、資料のコピー、事務的な書類の整理……。どこの職場にも、雑用と呼ばれる仕事があるものです。

雑用はあなたの生産力の本質ではありません。ですから、次の2つのポイントだけを心がけて行いましょう。

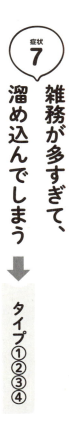

①期限までに間に合わせること

②極力、短い時間で済ませること

どなたもお気づきでしょうが、雑用は単純作業が多いので、何度かに分散して行うより、まとめてやったほうが効率的です。ですから、期限先送りまで溜め込んで一気に片づけるというのは、そんなに悪い方法ではありません。

実際、私自身も、議員秘書時代は第一秘書だったために、何かと多かった事務所全体の決済業務をこうしたやり方で処理していました。ただし、この方法には大きなリスクがあったのです。

衆議院事務局に出す形式的な書類は、月末の提出期限の間際に一括して行っていたのですが、いざ事務書類を処理しようと思ったときに、重要な緊急の案件が浮上しました。靖国神社への参拝問題を巡って、ボスと小泉純一郎総理（当時）が会談することになり、小泉総理を説得するための資料を急遽、私が作成することとなったのです。

結果的には、この会談が功を奏し、小泉総理は終戦記念日を避けて靖国神社を参拝することとなり、中国との決定的な対立は回避することができました。けれど、日本の外交に貢献することには成功したのですが、それと引き換えに書類の提出が遅れて、衆議院の事務局には大変な迷惑をかけてしまいました。

この経験から学んだのは、**雑用をまとめて片づけるというのは効率はいいのですが、それを締め切り直前にやろうとするのは、リスクが大きい**ということです。

では、いつやればいいのか……。私が出した答えは、脳が疲れて高度な作業が行いにくくなったときです。

毎日、仕事をしていれば、脳機能の調子がいいこともあれば、悪いこともあります。脳機能の調子が悪いときは、報告書や提案書を作成するといった高度な作業は、効率が極端に低下します。前のご相談にあった、なかなかやる気が出ないような場合も同様で、脳機能が落ちている場合が多いものです。

しかし、こんなときでも、雑用だったらさほど作業効率は落ちません。そんなタイミングを見つけて、雑用をまとめて片づけてしまえばいいのです。

靖国神社の参拝問題で痛い目にあった私は、それ以降、雑用のマネージメントを一新しました。デスクに箱を用意し、雑用の元になる書類は封筒ごと片っ端から箱に投げ入れていくのですが、そのときに赤ペンで封筒に提出期限を特大の字で書いておきます。大きな字で書くことには、脳にその情報を大切なこととして認識させるという効果があるのです。

そして、普通の仕事をしていてスランプに陥ったときに、ヘッドフォンを使って音楽を聞きながら、半ば休憩の感覚で雑用をまとめて片づけます。

さらに現在では、グーグルのカレンダーのＴｏＤｏリストで期限を一括して管理しています。

雑用の場合は、要件の前に「ｚ」をつけておきます。「雑用」と打ち込むには5秒間ほどの時間を費やしてしまいますが、「ｚ」なら1秒間もかかりません。「ｚ保健所」といった具合です。知らない人が見たら、これだけでは意味がわからないと思いますが、自分自身なら、「そうだ！　保健所に出すクリニックの申請書類があったんだ！　どうも今日は頭が冴えないから、この書類を書いて出してしまおう」と思い立てます。

脳が疲れたときこそ、雑用でリフレッシュ!

本質的な仕事は、脳の中にある言語中枢を使って、論理的に思考するというステップが不可欠です。これが、俗に「頭を使う」と呼ばれている現象です。しかし、社内の雑用で、いちいち頭を使っていたら身が持ちません。特に頭を使うときに不可欠な脳の前頭前野は、とても疲労に弱いからです。

ですから大切なのは、雑用にはできるだけ頭を使わないこと。私は、見習うべきは昆虫だと考えています。昆虫の脳には前頭前野はないので、頭を使って思考することはそもそもできません。しかし、それでもゴキブリは捕まえようとしたら上手に逃げていくし、ミツバチはダンスを踊って仲間に蜜の在り処を教えることもできます。頭を使わなくても、作業はできるということなのです。

やってみると実感できますが、脳機能の調子が悪くて企画書も報告書も書けず苦しみぬいた後で雑用をすると、ほっとします。仕事が前に進まないフラストレーションが、雑用とはいっても作業が着実に進むことで癒されるからです。

誤解を恐れずに大胆にたとえれば、調子が悪いとき、私たちの脳機能は、昆虫の脳に似ていると言えます。前頭前野を使った高度な仕事はできなくても、脳の中でプログラムされている作業ならできるということです。その最たる例が雑用なのです。

面倒なだけの雑用も、使い方によっては、スランプを脱出するための手段になるわけです。ぜひ雑用を有効に利用してください！

処方箋7

タイミングよく雑用をこなせば、脳が元気になる

症状8 こだわりすぎて締め切りが守れない ⇒ タイプ②

伝票の処理と企画書作成の決定的な違いとは

「企画を考えるのは嫌いではないのですが、企画書となると途端に思考が停止して、作業が進まなくなってしまいます。もっとおもしろく書けるはずと思って粘っているうちに、提出期限を過ぎてしまうこともあるんです」

このように、企画書の作成など創造力を必要とする仕事になると途端に先送りグセに陥るという人は少なくありません。

実はこうなってしまう背景には、脳機能に関わる明確な理由があるのです。これを理解しない限り、この状況を改善することはできません。

伝票の処理の場合は、脳機能がやるべき作業が明確です。数字を読み取って計算し、結果を書き入れる……といった具合です。だから、伝票処理は脳が今やるという意思決定さえすれば、それだけで仕事は確実に前に進みます。

これに対し、企画書の作成のように創造力を求められる仕事は、具体的にどんな作業を脳が行ったらいいのかが、明確ではありません。このため、脳はがんばるつもりでいるのに、どうがんばっていいのかわからないのです。

こうなってしまう根本的な原因は、脳の中に作業のマニュアルができあがっていないことにあります。

私は学生時代、マクドナルドでアルバイトをしたことがありますが、システムがあまりによくできていることに感心させられました。やる気さえあれば、誰でも効率よく仕事ができるようになっているのです。

その秘密はマニュアルの存在です。接客の手順や調理の手順がすべて記されており、アルバイトの学生はただそのマニュアル通りに作業を行えばいいのです。

伝票の処理が時間通りにできるのは、これと同じような作業のマニュアルが、紙に書かれていなくても、脳の中にはすでに存在しているからです。みんな無意識に脳の中にある伝票処理のマニュアルに沿って作業を行っているのです。

ところが、創造的な仕事の手順は、伝票処理のように単純ではありません。だから、多くの方は脳内の無意識の領域にマニュアルができていません。その結果、脳が迷子のような状態になってしまい、目的地に到達できないわけです。

逆に言えば、マニュアルさえ作って脳を正しく道案内してあげれば、創造的な仕事であっても効率よく仕事ができるということです。

どうやったらいい企画書が書けるのか、普段から手順を考える習慣をつけてください。そうすれば、あなたの脳の中で、マニュアルが徐々にできあがり、やがて特に意識しなくても、作業がスイスイ進むようになります。

「デッサン法」を活用すれば作業効率が上がる

「キチキチ脳」の解決策として紹介した「デッサン法」を上手に使えば、企画書を作るのも簡単な作業に変えられます。

これは全体の大まかなデッサンから始めて即座に形だけを仕上げ、細部は後からゆっくり行うというやり方でしたね。

たとえば、上司から「販売を大幅にアップさせる営業戦略を考えろ」と言われたら、タイトルにとりあえず「販売を50％アップさせる営業戦略」と書いておきます。また、「企画の狙い」の項目には、「過去5年間、売り上げは伸び悩んでおり、販売を大幅にアップさせるには、これまで試みなかった斬新な販売戦略が求められる」などといったことなら、機械的に書けてしまうと思います。

やってみるとわかりますが、企画書の3割くらいは、こうした作業であっという間に埋まってしまいます。もちろん、企画書の本質は、「どうやったら販売を50％も増やせるのか」という点にあります。それが書かれていない企画書は何の価値もありません。

しかし、それでも真っ先に骨の部分であるフォーマットを作るメリットはものすごく大きいのです。最大のメリットは、骨があると、どんな身が必要なのか、はっきり分かることです。

画期的な企画書を書くというのは、あまりにも漠然としていて、脳はわかっているようで実はよくわかっていないという不安定な状態にあります。だから何をしていいか考えが先に進みません。しかし、「販売を50％アップさせる営業戦略」と書いた瞬間に、「どうやったら販売を50％も増やせるのか」という身の部分が明確になります。その結果、脳は、「それならこのことを考えよう」と具体的に行うべき作業を認識できるわけです。

そうすると、「市場が変化しているのだから、新たな需要を掘り起こさないと販売は50％もアップしない」などといった、もう一段だけ本質に迫った課題が見えてきます。そうしたら、すかさず企画書に「市場の変化に合わせて、新たな需要を掘り起こすことで、販売を50％アップさせる」と書き入れます。こうすれば、あなたの脳は、次に「市場はどう変化したのか？」「新たな需要って何？」などと、どんどん考えを前に進めることができます。

いわば企画書自体を地図にして、あなたの脳を道案内させるわけです。こうすれば、道に迷うことはなく、期限内にゴールにたどり着けるはずです。

また、形式だけでも企画書を埋めたら、精神的に楽になるということも、大きなメリットです。それだけで企画書が書けた気になり、ずいぶん安心できます。少なくとも「企画書が書けないかもしれない」という恐怖心はかなり和らぎます。

実は、人間の脳は恐怖心があると発想力が低下する仕組みになっていることが、ノースカロライナ大学のバーバラ・フレドリクソン博士の研究などで実証されているのです。ですから、企画書が苦手だという意識を持っている人は、形だけでも企画を埋めて恐怖心を取り除かないかぎり、よい発想は生まれません。

実は、こうしたやり方は、私がＮＨＫでアナウンサーをしていた時期に生み出したものです。当時、アナウンサーもディレクターや記者と張り合って番組の企画書を出すことが求められていました。

学生時代にマクドナルドでアルバイトをしていたときはマニュアルのおかげで滞りなく仕事ができたのですが、ＮＨＫに就職して困ったのは、正社員の仕事にはマニュアルがないということでした。ＮＨＫでも、天気予報の原稿の整理など、アルバイトに任せている仕事にはマニュアルが用意されていました。しかし、人件費の高い正社員には、会社が用意したマニュアルで済ませる仕事などまわって来ません。だからこそ、それなりの給料をもらい続けようと思ったら、自分自身でマニュアルを作るしかないと強く感じたのです。

今後、良くも悪くもグローバル化はますます進みます。既存のマニュアルに従うだけの仕事に対する報酬は、いずれ発展途上国の給与水準まで低下するでしょう。現在の先進国としての豊かな生活水準を維持するためには、自分なりの手順を作り上げる能力が不可欠なものとなるのは間違いありません。

こうした時代の奔流は、きっとあなたの職場にも押し寄せているはずです。だからこそ、自分自身で仕事の手順を作り上げる能力を今から鍛えておくべきです。そのための一例として私の企画書の書き方を役立てていただければ嬉しいです。

処方箋8

脳に課題を伝えるために、自分だけのマニュアルを作成しよう

症状 9

未経験の仕事だと、うまく時間配分できない

↓

タイプ②④

「無意識ではできないこと」が脳の邪魔をしている

「これまでやったことのある仕事なら難なくできるのですが、新しい仕事を命じられるとなかなか行動を起こせません。失敗が怖いからなのかな……と自分では分析していますが、どう対処すればいいのでしょうか？」

この相談のように、経験のある仕事ならすぐに取りかかれるのに、新しい仕事だとついつい先送りしてしまう……。こんな経験はどなたにもあるはずです。

実は、こうなってしまうのは偶然ではありません。脳機能の仕組みに原因があったのです。このことを端的に示しているのが、うつ病の症状です。

うつ病の症状が最も激しく現れる極期と呼ばれる時期は、新しいことも新しくないことも何もできなくなり、布団から起き上がれなくなります。ところが、少し回復してくると、以前からやっていたことはできるようになりますが、今まで に経験がない新しいことはできないという状態に移行します。たとえば、いつも 利用しているコンビニで買い物をすることはできるようになっても、今まで行ったことがないスーパーマーケットでは買い物ができないといった具合です。

こうなってしまうのは、うつ病になって脳機能が低下すると、今まで脳内で無意識に行っていた手順を生み出すということが簡単にはできなくなるからです。なじみのコンビニで買い物をする場合なら、特に何も考えなくても体が覚えているので入り口でカゴをとることができますが、行ったことがないスーパーならカゴを探すことからはじめないといけません。

このように新しいことをやる場合は、まず手順を考えた上で、それに従った行動をとる必要があります。新しいことでもすぐに取りかかれる人は、無意識のうちに脳内で手順を考えることができているわけです。うつ病になると、これがまったくできなくなるのですが、そうでなくても**新しいことをやるのが億劫だという人は、脳の中で無意識のうちに手順を生み出す作業が苦手なのです。**

でも、無意識でできないことは、意識的にやればいいだけのことです。

たとえば、上司から「新規契約を獲得してこい」と命じられたとしましょう。今までにこうした業務の経験がなければ、脳の中に新規契約を獲得するための手順が書き込まれていません。すると、どうしていいのか分からない脳はフリーズしてしまい、結果として先送りを選んでしまうのです。

そんな場合は、紙を取り出し、簡単なメモを書きながらじっくりと手順を考えましょう。

因数分解すれば、詳しい手順を導き出せる

学生時代に数学の授業で習った因数分解のようにその物事を様々な要因に分けて考えていくと、何が必要なのかが見えてくるはずです。

新規契約を獲得するには、まずその契約がどんな内容で、費用はどのくらいかかるのか、誰にとってプラスなものなのか、などと要因ごとに分割して考えましょう。

その上で、「契約の利点を自分なりに分析」➡「新規契約を取れそうな相手をピックアップ」➡「電話をかける」といった具合に、考えついた手順に従って行動すればいいのです。手順を記したメモを見ながら、1つ1つこなしていけば、先送りグセはなくなります。

人間の脳は、新しいことを行うとき、手順を考えるということと、手順に従って脳を働かせるという次元の異なる2つのことを同時に行っています。これは脳にとってはかなり骨の折れる作業です。旧式のパソコンは、同時に2つのソフトを起動させるとフリーズしてしまうことがありますが、同じことが脳でも起こってしまうのです。

しかし、旧式のパソコンであっても、一度に2つのことをやろうと欲張らず、一度に起動させるソフトを1つに絞って2回に分ければ、ちゃんと動いてくれます。

人間の脳も手順を生み出す作業と手順に従って脳を働かせる作業とを時間で分ければうまくいくというわけです。

経験したことがない仕事は苦手だと感じている人は、3分間だけでいいので、手順だけを考える時間を作ってください。それだけで、新しいことへの挑戦も得意な人間に変身できます。

処方箋9

やるべきことを因数分解して、手順を明確にしよう

症状 10

集中力がないせいで、いつも先送りになる

タイプ①②③④

ちょっとした工夫で、集中力はアップする

「集中力がなく、大事な仕事の合間にも気がついたらぼーっとしています。仕事が先送りになってしまうのは、この集中力のなさが原因だと思うのですが、どうしたら集中力を高めることができるのでしょうか?」

どんなタイプの方にも言えることですが、先送りグセをなおすには、ここまで解説してきたことに気を配り、しっかりと時間のマネージメントを行うことが不可欠です。ただし、これとともに集中力を高める必要があるのも確かです。

自動車に乗って目的地に早く到着するためには、上手に運転しなければなりま

せんが、そもそもエンジンが動かなければ自動車は走りませんね。仕事の場合は、このエンジンに相当するのが脳の生み出す集中力です。

私はかつて、東京理科大学で集中力と自律神経や脳の温度との関係についての研究に携わっていたのですが、実験を通して、ちょっとした環境の変化で集中力が大きく変わることに驚かされました。逆に言えば、集中力は工夫次第で大幅に高められるということです。

ここでは集中力アップに役立つ6つの方法を紹介しましょう。

①青や緑で集中力を高める

集中力を高めるためには、オフィスや書斎の壁をできるだけ青や緑の寒色系にすべきです。難しければ、カーテンやポスターで色を取り入れるといいでしょう。

実際、米国では病院の手術室の壁を青と緑の中間色に変えたところ、手術の成績が上がったことが確認されています。逆に赤色の部屋では集中力が顕著に低下することも別の研究グループの実験で証明されています。

②カフェインで24時間の体内リズムを作る

日中は交感神経を優位にして代謝を上げ、夜は副交感神経を優位にしてしっかりと休息をとる。こうした24時間のリズムが体内で強化されれば、集中力が高まることが分かっています。

このために手軽に利用できるのがコーヒーやお茶に含まれるカフェインです。コーヒーやお茶は、午前中に集中して摂るようにし、午後2時を過ぎたら口にしないようにしてください。

③少し冷たいシャワーを首筋に当てる

背中側の首筋のあたりには、褐色脂肪細胞という特別な機能を持った細胞があります。少し冷たいシャワーを当ててこの部分を冷やすと、褐色脂肪細胞が興奮し、交感神経が刺激を受けます。その結果、脳内でも代謝が上がり、集中力が高まります。

④楽しみながら興奮して「ゾーン」に入る

「ボールが止まって見えた」と話すホームランバッター――。「ゴールキーパーの動きがスローモーションのように見えた」と話すサッカーのストライカー――。このように、集中力が極限まで高まった状態は「ゾーン」と呼ばれています。これは脳科学では「フロー」という現象で、脳内で快感と興奮が交錯すると、こうした状態になることが実験で明らかになっています。

ここ一番の正念場で成功した経験を思い出してみてください。それを何度も繰り返して脳に焼きつければ、自分の意思で「ゾーン」に入ることも可能になります。

⑤集中したいものに指をさして声を出す

電車の車掌さんは、ホームやドアを指さしながら、「ホーム、よーし！」、「ドア、よーし！」と声を出して安全を確認しますね。これは「指差喚呼《しさかんこ》」と呼ばれているものです。

人間の脳には、尖った物体の先端に注意を集中する性質があります。なぜなら、牙や槍に注意を払わないと生き残ることができなかったから。この性質を使用しつつ、同時に声を出すと、この機能がさらに高まります。デスクワークでも「指差喚呼」を取り入れましょう。

⑥サバやイワシなどの青魚を食べる

世間では魚を食べると頭が良くなると言われていますが、これはあながちウソではありません。脳の神経細胞は脂肪の膜に覆われているのですが、サバやイワシなど背の青い魚に多く含まれるオメガ3系脂肪酸を摂ると、この膜が安定化するため、脳の情報処理がスムーズに行えるのです。

しかし、青魚をたくさん食べたからといって凡人が天才になれるわけではなく、むしろ集中力が高まる効果の方が期待できます。オメガ3系脂肪酸を豊富に摂ると、特にストレスに抵抗する力が強くなり、長時間、集中力を持続できます。

私は以上の6つの方法を毎日のように実践しています。「なんだか疲れそう……」と、お感じになったかもしれません。しかし、集中力を高めているおかげで、これまで密度の濃い人生を歩むことできているのも事実です。

人間には、天から与えられた人生の期限ともいえる天寿があります。私の天寿はいったい何年なのか自分でもわかりません。ですが、生き方の密度が濃ければ、100年分くらいの、場合によっては200年分くらいの人生を歩むことだってできるはずです。

ご紹介した集中力を高める6つの方法を、単なるビジネススキルではなく、天寿を大切に使わせていただく方法として今後も実践していきたいと思っています。

処方箋10

6つのテクニックで、時間の密度が格段に上がる！

本書の脳科学とメンタル医学のテクニックを実践して、夢を実現しよう！

ここまでお伝えした内容は、先送りグセをなくすノウハウとしての実行する価値が高いとものばかりだと自負しています。ただし、私は医者として、あるいは研究者として、お困りごとを解決するノウハウをお伝えするだけではいけないとも考えています。

病気が治って健康状態がマイナスからゼロに戻るように、先送りグセもなおっても、それはまだ、あなたの人生のゼロ地点に過ぎません。そこからが、新しい人生のスタートなのです。

この本でご紹介した方法はすべて、人生をゼロからさらにプラスに伸ばすためにも有効なものです。先送りグセがなおったら、今度は自分の夢を実現するために本書で述べた知識やテクニックを活用していただきたいと思います。

そこで今、この機会に、ご自分の胸に手を当てて考えてください。

「自分にはどんな夢があるのか？」

「5年後、10年後の自分はどうなりたいのか？」

こうした問いかけに対し大事なのは、せっかく自分の心に浮かんだ夢を「これはムリだよね」「自分にはできないよね」とダメ出ししないこと。実は、これは夢に向かって自分は努力しないで、ラクをすることを正当化するために、脳が生み出している観念に過ぎないのです。

「やりたいことが見つからない」「自分の夢はない」という方たちに、私がアドバイスしているのは、子どもの心に戻ることです。5歳ぐらいの子どもになったつもりで、やってみたいこと、してみたいことを自由に言葉にしてください。

パイロットになりたい、野球選手になりたい、宇宙人になりたい……。

やってみたいことから入ってもかまいません。飛行機のファーストクラスに乗れる人になりたい。総理大臣になりたい……。5歳の子どもだったら言いそうなことでいいのです。言葉として表現するだけでなく、紙に書いたりスマホに入力したりして文字化するともっと効果的です。そうすることで脳がはっきりと自分の心の奥底にある本音の夢を認識してくれるのです。

子どもの気持ちになって素直に夢を表現したら、今度は、大人の思考に戻ります。今から総理大臣になるというのは、たしかに厳しいけれども、自分が総理大臣になりたいと思った本質は何なのか考え、その本質を実現すればいいのです。残念ながら、この世の中で子ども時代の夢が100％叶う人は、ほぼいません。しかし、その夢の本質を部分的に叶えることは誰もが可能です。

たとえば、「総理大臣になりたい」という夢の本質は何でしょうか。

自分がリーダーになって舵取りをしていく、ということではないでしょうか。日本のリーダーの頂点に立っているのが内閣総理大臣です。そこで、その夢の本質である「プロジェクトのリーダーになって陣頭指揮を執る」。この夢なら実現可能です。

「自分の今の仕事の中で、リーダーとして陣頭指揮を執るにはどうしたらいいか？」➡「そうだ、何かプロジェクトを提案しよう」➡「そのプロジェクトの総理大臣になる」

こうした形で、5歳の子どもが思うすべての夢は、その本質の部分であれば何らかの形で叶えることができるわけです。

私自身、子どもの頃はウルトラマンになりたい、仮面ライダーになりたいと思っていました。その本質は悪を懲《こ》らしめて、人々が笑顔になってくれる、そんなヒーローになりたいということです。

もちろん50代になった今、本気で仮面ライダーになろうとは思いません。でも、その本質はもう叶えています。人々が平和で楽しい生活を送る手助けをする、その中心になりたい……。この本によって、読者のみなさんが先送りしなくなり、望む人生を送る手助けをしていると考えると、私はもう自分では仮面ライダーになっている気分なのです（笑）。先送りという悪だって懲らしめています。

誰でも夢は見つかります。見つかるというより、「発掘する」という言葉のほうが適切かもしれません。気づかないだけで、夢は心の奥に埋蔵されているのです。

実際、私のクリニックに来られる方は、最初はみなさん「やりたいことが見つかりません」と言います。しかし「5歳の夢」方式でカウンセリングしてみると、

20代女性でしたら、「AKBになりたい」と言ったりします。25歳から本物のAKBにはなれませんが、本質で捉えるとAKBの役割は、みんなのアイドルとして可愛がられ、みんなに笑顔を届けるということですよね。

それなら、まず目の前の人にニコニコ笑顔で挨拶をすることから始めたらどうでしょうか。職場のアイドルとして活躍するために、目の前の人に笑顔を届け、その人をほんの少しでも幸せにできれば、生きがいが実感できるはずです。

同じように男性にカウンセリングをすると、「メッシのような一流のサッカー選手になりたい」といった答えが返ってきます。この場合、夢の本質は、卓越した技術を見せて、人々を魅了させることですよね。

これはどんな職業についていても可能なこと。上司に言われた通りの仕事をこなすだけなら、メッシにはなれません。その業種の中で誰もやっていなかったようなテクニック、ユニークなプレー（仕事の仕方）で人を魅了するのです。「へえ、すごいね」とプレゼンで拍手が起これば、その瞬間、あなたはメッシになっています。プレゼンをサッカーのスタジアムだと考えればいいのです。

社内の会議でも「見せ場」はつくれます。エースストライカーのように、いざという場面で価値のある発言をし、ゴールを決めてやればいいのです。

技術者なら、何も発言しなくても卓越した技術が雄弁に語ってくれます。たとえば、ナノメートルレベルの微細な加工技術を施したボルトの製造を実現したら、専門家がそのボルトを見れば「おおお～」と思う。それは、メッシがファンタスティックなシュートを打った瞬間と同じ物語を、ボルトが語ってくれるのです。この場合、技術がサッカーのスタジアムだと思えばいいのです。

ぜひ、あなたもワクワクドキドキする夢を見つけてください。そして、ご紹介した脳科学とメンタル医学のテクニックを実践し、先送りをなくして夢を実現していただければ、著者として最高の喜びです。

吉田たかよし

本書は、小社より2012年6月に刊行された『仕事のギリギリ癖がなおる本』を文庫化にあたり大幅に加筆・修正し、新規原稿を加えて再編集したものです。

青春文庫

「ついつい先送《さきおく》りしてしまう」がなくなる本《ほん》

その原因《げんいん》は心《こころ》の弱《よわ》さではなかった

2019年 4 月20日　第 1 刷

著　者　吉《よし》田《だ》たかよし

発行者　小澤源太郎

責任編集　株式会社プライム涌光

発行所　株式会社青春出版社

〒162-0056　東京都新宿区若松町 12-1
電話 03-3203-2850（編集部）
03-3207-1916（営業部）
振替番号　00190-7-98602

印刷／大日本印刷
製本／ナショナル製本

ISBN 978-4-413-09721-5

ほんとうのあなたに出逢う　青春文庫

30秒でささる！伝え方のツボ

「質問」を利用しながら、いま話すべき内容を探す方法ほか、これなら一瞬で伝わる！　何年経っても記憶に残る！

ビジネスフレームワーク研究所［編］

(SE-700)

「結果」を出せる人だけがやっている秘密の「集中法」最強の「休息法」

「腹式呼吸」と「逆腹式呼吸」の集中法、メンタルを前向きにするリラックス法……コツをつかめば能力は２００％飛躍する！

知的生活追跡班［編］

(SE-701)

決定版 他人の心理が面白いほどわかる本

「まあ」「えーと」…〝間〟をとる人はかなりのクセもの!?　…ほか人間関係をめぐる問題の8割は、これでスッキリ！

おもしろ心理学会［編］

(SE-702)

絶滅と進化のサバイバル 生きもののすごい話

恐竜が隕石で滅びたというのは本当か？　ヒトの第三の目の痕跡とは？…ほか、読みだしたら止まらない奇想天外な生命の世界へ。

おもしろ生物学会［編］

(SE-703)